Die 9 Kräuter-Essenz

Pflanzenkraft aus dem Schatz indianischer Heilkunst

Gabriele Feyerer

Die 9 Kräuter-Essenz

Gabriele Feyerer

Jim Humble Verlag
Postbus 1120, 6040 KC Roermond,
Nederland

www.jimhumbleverlag.com

Erste Auflage: Juni 2016
Zweite Auflage: Mai 2022

ISBN: 9789088791529

Disclaimer:

Der Inhalt dieses Buches wurde von der Autorin sorgfältig recherchiert. Es ersetzt nicht den Besuch beim Arzt/Heilpraktiker oder Therapeuten und stellt keine Anleitung zur Selbstbehandlung dar. Autorin und Verlag übernehmen keine Haftung für Personen- oder Sachschäden, welche in Zusammenhang mit einer Nutzung der in diesem Buch enthaltenen Informationen entstehen. Jeder Leser ist dazu angehalten, selbstverantwortlich mit diesem Wissen umzugehen, d. h. in Zweifelsfällen und bei anhaltenden Beschwerden medizinischen bzw. fachlichen Rat zu suchen.

Die Begriffe „Original Indian Essence“ und „9 Kräuter-Essenz“ sind geschützt.

Für D.

Walk in beauty – Geh deinen Weg in Schönheit!

Ein von Indianern oft gegebener Rat. Gemeint ist der Weg, der aus richtigem Handeln besteht, aus Großzügigkeit, Verständnis, Mitgefühl und der Erkenntnis, dass unsere Seele mit dem ganzen Universum verwoben ist. Möge dieses Buch Hilfe suchende Menschen auf ihrem Weg begleiten.

INHALT

Einleitung: Es hat sich viel getan... 7

1. Indianer – gibt's die noch? 14
2. Zur Geschichte der nordamerikanischen Indianervölker 16
3. Ein idealisiertes Indianerbild? 19
4. Indigene Wirklichkeit in den USA 21
5. Neue Wege – alte Probleme 25

6. Traditionen und Lebensweise der Indianer 29
7. Was glauben die Indianer? 32
8. Familie und Stellung der Frau 35
9. Tänze, Träume und Visionen 37
10. PSI und die Sache mit den Rosen 41

11. Positives Beispiel Kanada? 45
12. Das Volk der Ojibwa und Cree 48
13. Die Vision von Kitche Manitou 50
14. Hüter des alten Wissens 52
15. Clans und Totems 54

16. Traditionelle indianische Medizin 57
17. Geheimnismann - Geheimnisfrau 59
18. Heiler in allen Bereichen 61
19. Das Medizinrad 65
20. Die Midewiwin 68

21. Die 9 Kräuter-Essenz – ein Gesundheitselexier 72
22. Schwester Renée Caisse und Essiac 74
23. Ein wirklich echter Indianertee 77
24. Medizinfrau White Swallow 79
25. Indianisches Kulturgut im Ausverkauf? 83

26. Mit Pflanzenheilkunde zu mehr Gesundheit 85
27. Das Geschäft mit Phytopharmaka 87
28. Primäre und sekundäre Pflanzenstoffe 89
29. Motor eines gesunden Immunsystems 93

30. Wasser – das älteste Gesundheitsmittel 96
31. Die Inhaltsstoffe der 9 Kräuter-Essenz 98
32. Weitsicht einer indianischen Expertin 113
33. Wie diese 9 Kräuter-Formel wirkt 114
34. Zubereitung und Einnahme der 9 Kräuter-Essenz 117
35. So helfen Sie Ihrem inneren Arzt 121

36. Erfahrungsberichte 124
37. Erfahrungen der Autorin mit der 9 Kräuter-Essenz 130
38. Ein paar Worte zum Schluss 132

39. Epilog 136
40. Kleines Lexikon indianischer Begriffe 137
41. Adressen und Bezugsquellen für die 9 Kräuter-Formel 142
42. Anmerkungen zum Text und Quellenverweise 145
43. Einige Studien zur Phythotherapie 146
44. Verwendete Quellen und weiterführende Literatur 149

45. Wichtige Hinweise der Autorin 154
46. Leseraufruf und Dank 155
47. Über die Autorin 156

ES HAT SICH VIEL GETAN...

Mehr als 10 Jahre sind nun vergangen, seit mein Buch über eine indianische Kräutertee-Essenz zum ersten Mal erschien. Nach mühevoller Kleinarbeit an der vorliegenden Neufassung, erkenne ich: es war gut, diese Zeit verstreichen zu lassen.

In der Naturheilkunde hat sich im letzten Jahrzehnt viel getan. Neue Richtlinien führen dazu, dass traditionelle Rezepturen es künftig schwerer haben, auf dem europäischen Markt zu bestehen. Strenge Nachweispflichten garantieren die Qualität von Produkten, jedoch dürfen nun keine Hinweise mehr über gezielte Wirkungen an Verpackungen oder in Beipackzetteln stehen, außer es handelt sich um geprüfte Arzneimittel. Bei so genannten Nahrungsergänzungen sind derartige Hinweise verboten, auch wenn sie sich als noch so wirksam gegen bestimmte Krankheiten erweisen. Publikationen, die sich einzelnen Produkten oder Substanzen widmen, schaffen hier zum Teil Abhilfe. Dieses Buch kann ein solcher Lückenfüller sein – es bietet Ihnen Informationen und Erfahrungswerte, will diese aber nicht als letztgültig oder „wissenschaftlich“ transportieren. Wie alle meine Bücher, ist es primär für Laien geschrieben – für Menschen, die (auch) eine andere Art von Gesundheit und Heilung für sich nutzen wollen. Alternativmedizin ist ein oft missbrauchtes Wort, besser träfe es die etwas komplizierte Umschreibung „Praktische Hilfe zu mehr Gesundheit durch gesammelte Erfahrungswerte“.

Wahrheit und Mythos

Mehr als vier Jahrzehnte meines Lebens haben mich alte Naturheiltraditionen und die europäische Kräutermedizin fasziniert und begleitet. In meinen beiden Büchern über tibetische Pflanzenformeln (siehe Literaturverzeichnis) habe ich mich der asiatischen Medizin gewidmet. Die persönlichen Erfahrungen mit diesen Heiltraditionen wollte ich nicht für mich behalten. Etwas über „Indianer“ und ihre, im Westen leider von der New Age-Esoterik heftig umflorte Medizin zu schreiben, ergab sich eher zufällig – nachdem ich über einen Arzt auf ein interessantes Kräuterrezept gestoßen war, das angeblich aus indianischer Quelle stammte. Ich forschte weiter nach und stieß auf ein Ehepaar aus der Schweiz, das von sich behauptete, diese Rezeptur von einer indianischen Kräuterfrau erhalten zu haben. Unsere Zusammenarbeit, bei welcher ich mich auf die mir übergebenen Informationen verlassen habe, mündete 2004 in der Erstausgabe meines Ratgebers über „Original Indian*Essence“ eine Tee-Essenz aus neun Kräutern und Pflanzenteilen, deren Herkunft abenteuerlich anmutet. Es kursieren über diese **9 Kräuter-Formel** inzwischen immer mehr unbewiesene Vermutungen und ebenso viele Unwahrheiten. Man hat zum Teil versucht (und tut es noch), hier den Mythos einer exklusiven indianischen Wundermedizin zu generieren. All das ist weder berechtigt, wie man leicht herausfinden kann, noch dient es dem guten Zweck. Letztgültige Wahrheiten werden wohl nie zu eruieren sein und vor allem wird auch hier mit geschickter „Indianerwerbung“ von Herstellern in Kanada und den USA guter Absatz von unterschiedlichen Produzenten gemacht.

Auf Adlers Flügeln schwingendes Lebenselixier…

…so nennen diversen Quellen zufolge Angehörige der Ojibwa- und Cree-Völker Kanadas einen für sie „heiligen Trank“ aus neun, sorgfältig auf einander abgestimmten Pflanzenbestandteilen, die den Körper auf allen Ebenen wieder „in Harmonie mit dem großen Ganzen“ bringen sollen. Dieses Teegetränk, das als **„Original Indian*Essence“** in den Handel kam, soll – so die indigene Überlieferung – die Wahrnehmung des menschlichen Geistes für seine Selbstheilungskräfte stärken. Es scheint ein Rezept aus der Gruppe besonders wirksamer Formeln der „Bärenmedizin“ zu sein, über die schon vor Jahrzehnten der Medizinmann Taca Ushte sagte, sie sei im Original kaum mehr zu finden, weil man dieses alte Wissen nur innerhalb der eigenen Medizingesellschaften weitergäbe – besser aber nicht an Weiße, die es doch nur missbrauchen würden, um damit viele „grüne Froschhäute“ zu verdienen (zynisch gemeinter Ausdruck für den US-Dollar). Zum Teil hat er damit wohl Recht behalten.

Für gewöhnlich gilt unter den **„First Nations People“**, wie heute die indigene Bevölkerung Kanadas genannt wird, ebenso wie unter den **„Native Americans“** der USA, die stillschweigende Abmachung, ihr kulturelles Erbe für sich zu bewahren, insbesondere das Medizinwissen. Doch vereinzelt kam es vor, dass Hilfesuchende das Vertrauen von Heilkundigen gewannen und diese ihnen zumindest Bruchstücke ihres Wissens weitergaben. Auch bei der 9 Kräuter-Formel, einem 8-Kräuter-Tee namens „Flor Essence“ bzw. dem in Amerika weithin bekannten Produkt „Essiac“, lief es wohl ähnlich. Die Tee-Formel für **„Utinam“**, deren Rezept eine indianische Medizinfrau letztlich an die „Entdeckerin“ (welche hier nicht mehr namentlich genannt werden will) und ihren (inzwischen verstorbenen) Mann weitergab, setzt sich jedenfalls aus neun phytologischen Bestandteilen – Kräutern, Wurzeln und Rinden sowie Braunalgen –

zusammen und gilt als gesegnete, authentische Rezeptur einer alten Medizingesellschaft, der diese Medizinfrau angehört. Der Tee-Auszug soll, richtig zubereitet, nach indianischer Überlieferung auf körperlicher und seelisch-geistiger Ebene eine umfassende Reinigung anstoßen. Dadurch werden Krankheiten gebessert und ihre Ausheilung unterstützt. Es geht sichtlich um Abwehrstärkung, wie sie auch von anderen traditionellen Kräutermitteln, gleich welcher Herkunft, bewirkt werden kann. Alle Völker der Erde bzw. deren Naturheiler und –heilerinnen kennen derartige Rezepturen.

Das Rezept der 9 Kräuter-Essenz wurde, so versicherte man mir, von einigen Stammesältesten der **„Midewiwin“** (eine Vereinigung der Natur- und Geistheiler der Ojibwa- und Cree-Indianer) der gemeinnützigen Stiftung (IWF – Indian Wisdom Foundation) in Kanada übergeben. Die Leiter der Organisation wollten im Gegenzug eine beiderseitige Win-Win-Situation für diese Gruppe der „First Nations“ herstellen, um damit ein Projekt zur Erhaltung der indianischen Kultur zu unterstützen. Es sollte ebenfalls gesichert sein, dass der Preis der Tee-Essenz in annehmbaren Grenzen bleibt, um insgesamt einen materiellen und energetischen Ausgleich für die Nutzung indigenen Wissens durch die weiße Bevölkerung zu schaffen. Die Kräuter-Formel ist nun in Europa und Übersee als Lebensmittel (Ethnoprodukt/Kräutertee) für den Markt zugelassen. Allerdings erhält man heute auf die Frage, ob die rezeptgebende Indianerfamilie tatsächlich noch am Teeverkauf finanziell beteiligt wird, aus Kanada leider keine glaubwürdigen Antworten mehr.

Schon deshalb rücke ich in dieser Neuauflage meines Buches nicht mehr die Herkunft oder „Entdeckung“ dieser 9 Kräuter Tee-Essenz in den Mittelpunkt, sondern der praktische Nutzen, ihre Wirkungen sowie Einblicke in das heutige, indigene Kulturverständnis sind mir weitaus wichtiger. Die Entwicklung der Naturheilkunde in Europa wird künftig ohnehin steinig sein. In Nordamerika lebt die traditionelle Kultur indigener Völker zwar wieder auf, sie ist aber neuen Gefahren ausgesetzt, sei es durch die weiße Landnahme, Staudammbauten und Übergriffe von Firmen, die auf Bodenschätze aus sind. Hier gilt es zuerst, das europäische Klischeedenken über „Indianer“ und ihre Situation abzulegen. Den indigenen Völkern des gesamten amerikanischen Kontinents ist sehr wohl klar, dass die Zeit nicht stehen bleibt, aber sie sind fest davon überzeugt, dass die Erde uns allen gehört und wir sie gemeinsam vor der maßlosen Gier großer Wirtschaftskonzerne schützen müssen. Dazu brauchen sie heute aber die Stimmen und die Hilfe der weißen Bevölkerung.

Eine Wissenschaft der Überheblichkeit?

Eine Antwort auf meine Überlegung, ob Praxisnähe oder Wissenschaftlichkeit im Focus dieses Buches stehen sollen, ergab sich rasch, nachdem ich einige Weiterbildungsveranstaltungen über asiatische Medizin an „meiner" Universität in der steirischen Landeshauptstadt besucht hatte. Meist ging es um Traditionelle Chinesische Medizin (TCM) und die Frage ihrer Anwendbarkeit im Westen. Hier lassen es unsere „Asia-Experten" nach wie vor nicht an Überheblichkeit fehlen. Man vermittelt fast den Eindruck, traditionelles Medizinwissen solle sogar vor Ort (etwa in China, Tibet oder Indien) am besten ad acta gelegt werden, bis unsere westliche Forschung ihrer Wirkung exakt auf die Spur gekommen ist. Das Fazit lautet für gewöhnlich: solange wir etwas nicht „beweisen" können, existiert es nicht. Dieser einengende Blick auf überlieferte Medizinsysteme scheint sogar wieder zu-, statt abzunehmen.

Der „moderne" Westen holt sich gerne Tipps bei Pflanzenkundigen, Heilern und Schamanen in aller Welt. Man versucht laufend, sie im Auftrag großer Pharmakonzerne auszuhorchen oder durchkämmt systematisch die letzten Urwälder und Wüstengebiete nach unbekannten Pflanzen und möglichen Heilmitteln. Am Ende sollen die Ergebnisse wie immer dazu dienen, natürliche Substanzen zu analysieren, Einzelkomponenten im Labor nachzubauen, dann chemisch zu „verbessern" und zu patentieren. Zuerst geht es selbstverständlich um Profit, und sobald diese Stufe erreicht ist, steigt auch der Preis eines (zuvor) Ethnoprodukts in astronomische Höhen. Außerdem dient die Behauptung, unwissende Laien vor den Gefahren einer Selbstanwendung von purer Kräutermedizin (etwa einem Tee) schützen zu müssen, als beliebter Vorwand, um altes Wissen zu vereinnahmen. Man soll teure Extrakte kaufen, statt eine ganze Pflanze zu verwenden, die möglicherweise sogar im eigenen Garten wachsen könnte…denken wir nur an den Hype rund um den pflanzlichen „Süßstoff" Stevia rebaudiana. Herausgekommen ist ein teures Kunstprodukt.

Verstehen Sie mich richtig: Seriöse wissenschaftliche Studien sind nötig, ob wir allerdings die geeigneten Nachweismethoden dafür schon besitzen, ist mehr als zweifelhaft. Bis dahin gilt es, das über Generationen erworbene Wissen traditioneller Heilerinnen und Heiler vermehrt zu würdigen und anzuerkennen, dass eine isolierte Substanz so gut wie nie die gleiche Wirkung zeigt, wie ein sorgfältig komponierter Tee oder eine Trockenmischung, in welcher die ganze Pflanze bzw. eine sorgfältig überlegte Kombination von Kräutern und Pflanzenteilen enthalten ist – wie etwa auch in der tibetischen Medizin üblich.

Es war also nur vernünftig, diese Tee-Mischung als Lebensmittel in die Zulassung zu bringen und es dabei zu belassen. Denn weder sind geforderte Testreihen so einfach leistbar, noch sind sie oft überhaupt wünschenswert. Viele kleine Hersteller von Naturheilmitteln scheitern an dieser Hürde und werden ihre Produkte künftig wohl als Diät-Lebensmittel oder „Nahrungsergänzungen" registrieren lassen – therapeutische Wirkungen dürfen dann nicht mehr genannt werden, auch wenn es sie gibt. Hier liegt mir deshalb für eine besondere Pflanzenmischung der Informationsgedanke wieder einmal näher, als die so genannte Wissenschaftlichkeit. Im Sinne des Grundsatzes: Wer heilt, hat Recht – oder der bekannten Regel, wonach unsere Lebensmittel zugleich unsere Heilmittel sein sollen. Dies entspricht nämlich genau der indianischen Sichtweise!

Gabriele Feyerer – im Frühjahr 2016

Hinweis: In diesem Buch wird aus Gründen der besseren Lesbarkeit meist die männliche Form verwendet. Natürlich gilt die weibliche damit immer als mitumfasst!

Ich sitze in freier Natur, am See.
Die Weißen möchten,
dass ich wie sie arbeite,
wie sie viel Geld verdiene,
wie sie ein Auto kaufe
und wie sie in freier Natur, an einem See,
Urlaub mache und angle.
Ich sitze aber doch schon in freier Natur, am See...

Kanadischer Indianer

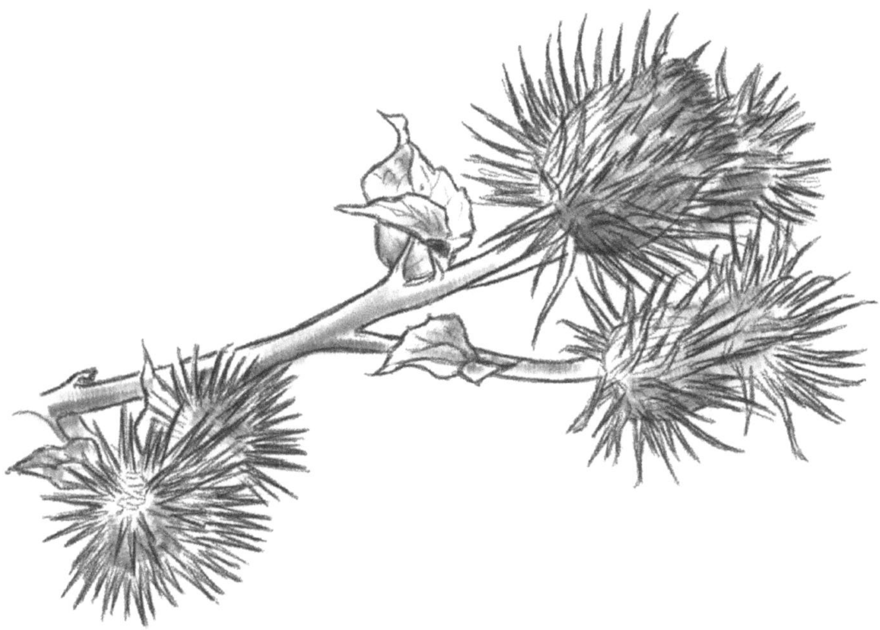

Große Klette - Arctium lappa

1. INDIANER – GIBT'S DIE NOCH?

Wie viele Kinobesucher faszinierte mich seinerzeit das US-Indianerepos „Dances with Wolves“ (Der mit dem Wolf tanzt) mit Kevin Kostner als Lieutenant John Dunbar in der Hauptrolle. Ich gehörte allerdings nicht zu den (gar nicht so wenigen) Europäern, die heute noch glauben, Indianer wären samt und sonders faule Trunkenbolde oder ohnehin ausgestorben (im Gegenteil nimmt die indigene Population inzwischen wieder zu). Schon als Kind interessierte ich mich für die Lebensweise dieser Menschen und las Bücher über sie (fast nie Karl May – leider oder gottlob). In den üblichen „Indianerfilmen“ bewunderte ich ihre Wildheit und ihren Mut, schießwütige Cowboys hatten es mir weniger angetan. Wohl aus diesem Grund war mir jene Stelle des Films verdächtig, an der John Dunbar eines nachts ins Indianerlager der Sioux (gesprochen: „Ssuu“) stürmt und ruft, er habe eine Bisonherde erspäht. Sie hätten das wohl lange vor ihm gewusst, weil sie sozusagen eine intuitive Nase für die Grundlage ihres Überlebens haben mussten und eigens dafür abgestellte Beobachter sicher ständig über den Aufenthalt der Tiere informiert waren. Ich fand es dann interessant zu lesen, dass eben diese Szene auch von „echten“ Indianern müde belächelt wurde. Man hatte es vermutlich für nötig gehalten, das Bleichgesicht Dunbar wenigstens eine große Heldentat vollbringen zu lassen…

Die „American Natives“, wie man die indigene Bevölkerung der USA heute nennt, schienen sich bei diesem Film in zwei Lager zu spalten: Die einen meinten, es wäre dadurch zu mehr Verständnis für ihre historisch erduldeten Leiden gekommen, manche waren aber der Ansicht, das Machwerk hätte ihre Integration um Jahrzehnte zurückgeworfen. Kritisiert wurden vor allem der Hollywood-Mythos des halbnackten, Pferde stehlenden Klischee-Indianers und die beliebte Kunstfigur des „Edlen Wilden“. Denn natürlich sind auch Indianer „normale“ Menschen wie Sie und ich: weder immer „edel“, noch sind sie an der eigenen Geschichte und Kultur oft überhaupt besonders interessiert.

Wer authentische indigene Filmkunst sehen will, hält sich besser an Filme wie „Smoke Signals“ von Chris Eyre – er zeigt sehr gut den Alltag und die Probleme heutiger Indianer. Schonungslos ehrlich und zugleich humorvoll erfährt man indianische Identität auch in dem (für Erwachsene ebenso lesenswerten) Jugendbuch „Das absolut wahre Tagebuch eines Teilzeitindianers“ von Sherman Alexie. Hier nimmt ein junger Spokane-Indianer sich selbst und sein Volk gehörig auf die Schippe. Absolut sehenswert ist Neil Diamonds Dokumentation

„Hollywood-Indianer“ (Neil gehört zum Volk der Cree). Darin kommen jede Menge „echte“ Indianer zu Wort, darunter auch Vertreter der Inuit („Eskimos“).

Indianische Denkweise

Der einzige „echte“ Indianer, den ich bisher zu Gesicht bekam, war Mr. Reuben Silverbird, Apache und Botschafter seiner Kultur in Europa. Er war 2002 zu einem Medizin-Kongress in Graz für einen Vortrag über das Thema Tod und Sterben eingeladen worden. In seiner Rede verwunderte es ihn, dass die Weißen über etwas so Natürliches zu diskutieren wünschten. Offenbar, so meinte er, hätte der zivilisierte Mensch große Angst, sein Leben hier und jetzt nicht richtig gelebt zu haben. Nur so scheint der Tod uns bedrohlich. Den Angehörigen seines Volkes stelle sich das Problem in dieser Form nicht, weil sie den Gedanken an Vergänglichkeit und Sterben von Geburt an nie ausklammern. Ein Indianer, der seinen Traditionen folgt, bemüht sich täglich darum, wertvoll und bewusst zu leben. An den Tod denkt man erst, wenn er in greifbarer Nähe ist.

Mit diesem Hinweis traf Mr. Silverbird den Nagel auf den Kopf und gleichzeitig einen wunden Punkt unserer modernen Spaßgesellschaft. In einem Interview schilderte er seine Eindrücke so: „Das meistverwendete Wort ist Stress. Die Menschen hier sollten mehr meditieren. Sie sind vielfach zu intelligent, um ihren Instinkt nutzen zu können ... Und viele Menschen kennen die Bedeutung von Liebe nicht ...“ [1].

Das sollte nachdenklich stimmen. Für Indianer gehörte es auch zur Erziehung ihrer Kinder, ihnen den Wert von Reflexion, Stille und Schweigen beizubringen.

Allen, die nur wenig über Lebensweise und Schicksal der „ersten Völker“ Nordamerikas wissen, biete ich im Folgenden einige Einblicke. Es ist im Rahmen dieses Buches unmöglich, ein vollständiges Bild zu zeichnen, und wenn ich einige Beispiele auswähle, so bedeutet das nicht, andere Völker hätten weniger gelitten oder ihr Kulturerbe wäre nicht bemerkenswert. Diese Ausschnitte bieten vielmehr ein Bild der Situation, in welcher sich Amerika zur Zeit des „Wilden Westens“ befand. Natürlich können Sie diese Einführung auch überblättern, doch sie ist hilfreich, um den Wert indigener Traditionen und indianischen Heilwissens besser zu verstehen.

2. ZUR GESCHICHTE DER NORDAMERIKANISCHEN INDIANERVÖLKER

Als Anfang des 15. Jahrhunderts weiße Einwanderer aus Europa damit begannen, den amerikanischen Ureinwohnern ihr Land wegzunehmen, als sie rücksichtslos deren Lebensgrundlagen und Kultur zerstörten, um die Überlebenden schließlich zu Tausenden in öde, unfruchtbare Reservate umzusiedeln, war dies für die Geschichte des Landes der großen Freiheit kein Ruhmesblatt. Doch in den letzten Jahrzehnten ist das Selbstbewusstsein der indigenen Völker auf dem ganzen Kontinent neu erwacht, und sie besinnen sich wieder stärker auf das, was einmal ihre traditionelle Lebensweise war.

29. Dezember 1890: Massaker am Wounded Knee. Während des Kampfes gegen den letzten Indianeraufstand wurden US-Soldaten ausgeschickt, um Big Foot zu verhaften, den Häuptling der Sioux. Mitglieder des Stammes wurden gefangengenommen, mussten ihre Waffen abgeben und kamen in ein Lager, das von US-Truppen umstellt war. Am Morgen des 29. Dezember eröffneten die Soldaten das Feuer auf das Indianerlager und töteten 300 wehrlose Sioux, darunter Big Foot. Das war die letzte Schlacht in dem 400jährigen Völkermord an den Eingeborenen Amerikas.“ [2]

1890 wurde meine Großmutter geboren, ich habe zu diesem Datum noch eine gefühlsmäßige Beziehung. „Wounded Knee“ ist also für mich gar nicht so schrecklich lange her. Das Massaker bildete einen theoretischen Schlusspunkt der längsten, systematisch betriebenen Völkervernichtung unserer stolzen „weißen“ Geschichte. Auch wenn hier nur die Rede von einigen Völkern Nordamerikas sein wird, ereignete sich zur selben Zeit überall Ähnliches (Azteken, Araukaner, Maya, Inka u.a.). Die weißen Eroberer zogen ihre Blutspur durch einen ganzen Doppelkontinent. Mir drängen sich hier einige Parallelen zum tibetischen Volk auf, dessen Schicksal ich in meinen beiden Büchern über ihre alte Medizin in gleicher Weise umrissen habe. Auch sie wurden von den chinesischen Invasoren gewaltsam in ihrer Heimat angegriffen, in Massen getötet, gefoltert und ihrer historischen Wurzeln beraubt. [3] Geschichte wiederholt sich tatsächlich ständig, und sie lehrt uns ständig – doch offensichtlich will man nichts lernen…

Tausend Meilen und Millionen Tränen

Ein nicht minder tragisches Ereignis indianischer Geschichte fand in Österreich sogar den Weg in die Englisch-Lehrbücher der 14-Jährigen. Es handelt sich um den berüchtigten „Pfad der Tränen“ (Trail of tears), bei dem im Jahre 1838 etwa 18 000 Stammesangehörige der Cherokee und 20 000 Creek (Chickasaw, Muskogee, Choctaw) in einer Nacht-und-Nebel-Aktion gezwungen wurden, mit ihren Familien tausend Meilen in die unfruchtbare, Steinwüste Oklahoma „auszuwandern“. Ein Viertel von ihnen starb während dieses Marsches unter furchtbarsten Umständen an Hunger und Durst, Kälte, Hitze und Seuchen. Präsident Andrew Jackson hatte mit seinem unmenschlichen Indianervertreibungsgesetz („Indian Removal Act“) ganze Arbeit geleistet. Ungehört blieb die Stimme des New Yorker Bischofs, der zornig feststellte: *„Was dort im Süden geschieht, ist finsterste Barbarei, mehr noch, es ist einfach verbrecherisch!“* [4]

Trotz aller Schikanen machten die sozial und kulturell hoch entwickelten Cherokee aus dem öden Reservatsland wieder ein blühendes Staatswesen, wo sie andere Vertriebene freundlich aufnahmen – weiße „Gäste“ eingeschlossen. Der Gelehrte und Halbblut-Indianer Sequoyah erfand ein Alphabet, das es den Cherokee ermöglichte, in ihrer Sprache Lesen und Schreiben zu lernen. Der „Cherokee Phoenix“ war die erste indianische Zeitung. Als das Volk der Cherokee jedoch die US-Regierung ersuchte, Oklahoma als ersten echten Indianerstaat anzuerkennen, dachte diese nicht an eine Genehmigung. 1907 beanspruchte die weiße Bevölkerung dasselbe für sich, und ohne Zögern wurde Oklahoma zum 46. Bundesstaat der USA erklärt. Wieder einmal waren die Indianer übervorteilt worden. Weil aber auch Indianer keine Heiligen sind, verwehrten die Cherokee 2011 in der Tat ihren ehemaligen schwarzen Sklaven die Anerkennung als vollwertige Mitglieder der Cherokee-Nation. Leider ein trauriges Beispiel für verfehltes Menschenrechtsverständnis. Doch auf dem Boden der Cherokee-Reservation gilt jetzt indigenes Recht und sogar die US-Regierung hat sich den Entscheidungen der dortigen Indianerpolitik zu beugen.

Der Name von General George Armstrong Custer, Anführer des 7. US-Kavallerie-Regiments ist Ihnen gewiss ein Begriff (sogar in dem sehenswerten Film-Epos „Last Samurai“ mit Tom Cruise kommt er vor). Dieser völlig von sich eingenommene, brutale Kriegsfanatiker erlitt 1876 in der Schlacht am Little Big Horn gegen die Sioux-Anführer Sitting Bull und Crazy Horse eine vernichtende Niederlage und fand den Tod. Doch Siege wie diese waren nicht von Dauer, wie Wounded Knee bald zeigen sollte.

Sinnlose Massaker

Zwei der schrecklichsten und brutalsten Massenmorde wurden am Volk der Cheyenne verübt. 1864 am Sand Creek und 1868 am Washita River wurden wehrlose, unbewaffnete Männer, Frauen und Kinder von der Armee, deren Schutz man ihnen zugesichert hatte, regelrecht abgeschlachtet. Beim zweiten Massaker trat ebenfalls das 7. Regiment des bereits genannten General Custer als Täter in Erscheinung. Heute leben die „Ritter der Grasmeere" in Reservaten wie Tongue-River auf einer Fläche, die sie nicht wirklich ernähren kann. Armut und Arbeitslosigkeit gehören, wie wir noch unten sehen werden, zum Alltag. Durch die TV-Serie Dr. Quinn konnten die Cheyenne ein wenig aktuelle Bekanntheit erlangen. Was diese Kult-Serie ziemlich realistisch zeigt, sind die hochnäsigen Vorbehalte der damaligen Ärzteschaft gegen so genannte Indianermedizin, die eine weiße Ärztin, Michaela Quinn (auch noch eine Frau!), in ihrer Praxis erfolgreich anwendet, während eine Menge fahrender weißer Kurpfuscher an verrückten Wundermitteln kräftig verdiente.

Die geschilderten Ereignisse stehen nur als herausragende Beispiele für die unzähligen, sinnlosen Grausamkeiten, die an Indianervölkern im Namen des Fortschritts, der Gier nach Land und der „Bekehrung zum rechten Glauben" begangen wurden. Es sei hinzugefügt, dass sicher nur ein Bruchteil der Armeeangehörigen es in Ordnung fand, wie man die Indianer behandelte. Viele von ihnen – Soldaten wie Anführer – waren entsetzt über die unmenschlichen Befehle, die man ihnen von oben herab erteilte und sie bemühten sich oft, deren Folgen abzumildern. Für nicht wenige weiße Siedler wurden Indianer zu Freunden und Beschützern.

3. EIN IDEALISIERTES INDIANERBILD?

Immer wieder haben Autoren darauf hingewiesen, dass die Indianer ja selbst untereinander grausame Stammesfehden austrugen und ihre Feinde gnadenlos abschlachteten. Das trifft wohl zu, doch waren dies meist unter einem Ehrenkodex geführte Territorialkriege, wo es um Nahrungsreserven ging. Ein eher schwacher Vergleich zu dem sinnlos-raffgierigen und großräumigen Wüten der weißen Kolonisten. Auch kamen meines Wissens keine Indianer nach Europa, um sich mit Gewalt unser Land zu nehmen und uns ihren „Glauben“ aufzuzwingen oder unsere Kinder zu rauben und in Zwangsinternaten zu quälen.

Die Uneinigkeit zwischen rivalisierenden Stämmen war nur ein Grund, warum die Indianer der weißen Eindringlinge nie Herr werden konnten. Durch ihr Prinzip der gelebten Basisdemokratie trafen sie nur Mehrheitsentscheidungen und konnten so nicht rechtzeitig auf eine direkte Bedrohung reagieren. Dazu kam eine grundsätzlich ehrenhafte Gesinnung, weshalb Indianer die Verschlagenheit und Tücke der Weißen nur schwer begreifen konnten: Lüge und Unredlichkeit galt bei Indianern als schlimmer Charakterfehler. Friedensverträge ohne Grund zu verletzen, fiel ihnen nicht ein. Das Rauchen der „Friedenspfeife“ war für sie ein heiliger Akt und Ehrenhaftigkeit eine Tugend, die man sie schon als Kinder lehrte. Die „Bleichgesichter“ dagegen sprachen, vor allem wenn es um Land ging, ganz bewusst „mit gespaltener Zunge“ und brachen die meisten Verträge, bevor die Tinte darauf trocken war. Auch das Fehlen einer Schrift (wie wir sie verstehen) war für die Indianer verhängnisvoll. Sie mussten sich auf das verlassen, was man ihnen bei Verhandlungen sagte und konnten nicht prüfen, was in den Vereinbarungen stand, die sie per Daumendruck „unterzeichneten“. Die Kommunikation zwischen den einzelnen Stämmen verlief oft schleppend und den Indianern fiel es über die Jahrhunderte unvermindert schwer, den Charakter von Weißen einzuschätzen.

Fraglos waren nicht alle Einwanderer indianerfeindlich – immer traten auch glühende Verfechter ihrer Sache auf den Plan, doch insgesamt hatten jene das Sagen, nach deren Meinung nur ein toter Indianer ein guter Indianer war. Andererseits gab es auch Stämme, deren Mitglieder als Späher und Helfer der Armee fungierten und sich Vorteile davon versprachen. Von ihresgleichen wurden sie als Verräter betrachtet und meist war es tatsächlich ein schlechter Tausch. Später wurde ihnen keineswegs eine bessere Behandlung durch die weißen Regierungen zuteil.

Natürlich haben „moderne“ Indianer Handys, trinken Cola (oft noch lieber Alkohol, den sie aber in genetischer Hinsicht schlecht vertragen) und sie sind nicht „dumm“, aber dass sie ihre Reservatsschulen verlassen oder gar studieren, kommt noch immer viel zu selten vor. Die Arbeitslosenquote beträgt in den Reservaten zwischen 60 und 80 Prozent. Eine nützliche Fähigkeit zeichnet aber etwa die Irokesen aus: sie sind schwindelfrei. Darum beschäftigt man sie gern als Arbeiter in der Konstruktion von Brücken und Hochhäusern. Vielen anderen bleibt für ein Auskommen nur der Armeedienst.

4. INDIGENE WIRKLICHKEIT IN DEN USA

Wounded Knee im Reservat Pine Ridge, South Dakota, ist bis in die Gegenwart ein geschichtsträchtiger Ort geblieben. Zum einen bezeugt dort ein Mahnmahl das Massaker von 1890, zum anderen wurde es 1973 erneut zum Schauplatz eines Aufstandes von etwa 300 bewaffneten Oglala-Sioux, deren berühmter Häuptling Crazy Horse bei Wounded Knee begraben liegt. Sie hielten das Städtchen 69 Tage lang besetzt, um die breite Weltöffentlichkeit auf die unmenschlichen Lebensbedingungen der Reservatsindianer aufmerksam zu machen. Weiters forderten sie die Rückgabe des fruchtbaren Landes der „Black Hills", das zuvor ihre Heimat und ein Ort großer Verehrung für die Sioux war. Bei den folgenden Kämpfen kamen auch zwei junge Indianer ums Leben. Diese militante, „Wounded Knee II" getaufte Aktion der 1968 gegründeten Indianerbewegung (American Indian Movement – AIM) endete in einem Fiasko, doch sie wurde zum Anstoß für ein neues Bewusstsein, wonach die Indianer keinesfalls vorhaben, im „großen weißen Sumpf" unterzugehen – und wer kann es ihnen verdenken? Die Black Hills waren den Sioux einfach weggenommen worden, als man dort 1874 auf Gold stieß. Zuvor hatte man ihnen das Eigentum daran zugesichert, „solange das Gras grün ist".

Jede Reservation genießt offiziell dieselben Rechte wie der Bundesstaat, in dem sie sich befindet. Viele Stämme betreiben heute auf ihrem Land Spielcasinos, Hotels und Werbeagenturen, ihre Mitglieder sind Akademiker, Schauspieler oder erfolgreiche Film- und Musikproduzenten. Doch in den Augen vieler weißer US-Bürger sind sie immer noch zuallererst ... Indianer (und selbst wollen sie es auch so sehen, was die Integration erschwert). Die Sioux sind ein so stolzes Volk, dass sie sogar die hohe Entschädigungssumme, welche sie 1980 für die Black Hills erhalten haben, unangetastet auf der Bank liegen lassen.

Reservatsalltag

Nicht einmal die Hälfte der Indianervölker hat Anteil am finanziellen Erfolg des „American Way of Life" (den sie ohnehin ablehnen, besonders die Navajo und Hopi). Viele „Native Americans" sind daher in unfruchtbaren Reservaten wie Pine Ridge oder Tongue-River durch Arbeitslosigkeit und räumliche Isolation zu frustrierten Wohlfahrtsempfängern geworden. Schäbige Bretterbuden mit Gärten voller Schrottautos prägen das Bild. Alkoholismus, familiäre Gewalt und psychische Störungen sind ernste soziale Probleme. Krankheiten und hohe

Sterblichkeit durch Mangelernährung (sehr oft Diabetes durch wertloses Fast-Food und Zucker) sowie fehlende Bildungsmöglichkeiten für die indigene Bevölkerung sind Erbstücke weißer Zwangspolitik. Mehr als 550 ausgewiesene Indianerterritorien gibt es, das kleinste nur rund1000 Quadratkilometer groß. Einer von sechs Indianern unter 20 Jahren hat bereits einen Suizidversuch hinter sich, das ist viermal mehr, als der Durchschnitt bei weißen US-Amerikanern. Mindestens einer von vier Jugendlichen ist alkoholabhängig.

1994 lud Präsident Bill Clinton erstmals Vertreter aller anerkannten Indianerstämme der USA ins Weiße Haus ein und verkündete eine „Neue Partnerschaft" mit entsprechenden Zugeständnissen an die amerikanische Urbevölkerung. Ergebnisse lassen auf sich warten. In Gesellschaft und Justiz ist die Situation der „American Natives" immer noch denkbar weit entfernt von dem, was der zivilisierte Durchschnittsbürger unter Gleichberechtigung versteht.

Arm und Reich?

In der Tat sind nicht alle „modernen" US-Indianer arm (ein Ausdruck, den sie ohnehin nicht gerne hören, da ihnen ihr spiritueller Reichtum bewusst ist). Eine Mehrheit versucht heute außerhalb der Reservate ihr Glück, was oft in neuer Isolation mündet und die finanzielle Situation kaum bessert. Einige wenige Stämme sind tatsächlich reich geworden, viele haben ein Auskommen, doch mindestens ein Drittel besitzt, gemessen an weißen Maßstäben, fast nichts.
Mancher jedoch, wie der Jurist Ray Halbritter vom Stamm der Oneida, gehört heute zu den reichen Indianern. Seinen Erfolg verdankt er der Autonomie von Reservaten, die nun steuerfrei Glücksspiele betreiben dürfen. Ermöglicht hat das der „Indian Gaming Act", ein Gesetz der Regierung, um Fördergelder des Bundes einzusparen. Heute betreiben rund 200 Stämme auf ihrem Gebiet Spielhallen. Ein paar wenige wurden in der Tat steinreich. Für manche bedeutete es ein Wiedergewinnen ihres Stolzes, neben der Möglichkeit, sozialen Wohlstand zu schaffen und eine eigene geistige Elite heranzubilden. Abgelegenen Reservaten ist diese Möglichkeit verwehrt, doch lassen manche (etwa die Mescalero-Apachen) heute gegen Bezahlung sogar die Lagerung von Atommüll auf ihrem Stammesgebiet zu.

Im Gesichtsfeld des Durchschnittsamerikaners, der sich immer noch das Bild vom „armen, edlen Wilden" bewahren möchte, sind reiche Indianer jedenfalls nicht wirklich vorgesehen. Das Verhältnis der USA zu „ihren" Indianern wird wohl immer zwiespältig bleiben. Und Ray Halbritter wird dem Vernehmen nach in den eigenen Reihen auch als Despot angesehen, der die alte Kultur der Oneida gefährde. Er kontrolliere, so ist es nachzulesen, die Medien seines Territoriums und eliminiere Kritiker. Man hat wohl zu viel von den Weißen und ihren Methoden gelernt…

Gutes Geld und heilige Berge

In geeigneten Gebieten ist es manchen Stämmen gelungen, den Tourismus als Einkommensquelle zu erschließen. „Urlaub bei den Indianern", darunter auch Schigebiete, entspricht einem gängigen weißen Trend und bietet Indianern die Möglichkeit, sich durch den Verkauf echten Kunsthandwerks (für das Käufer immer Zertifikate verlangen sollten) ein Einkommen zu sichern. Doch auch diese Aktivitäten werden nicht von allen gerne gesehen. Ein wenig mag hier vielleicht die Erinnerung an die früher übliche, unwürdige Zurschaustellung von Indianern bei „Medicine Shows" und ähnlichen Spektakeln mitwirken. Aber auch althergebrachte Animositäten zwischen einzelnen Stammesgesellschaften spielen eine Rolle – von Einigkeit ist keine Rede.

Ein anschauliches Beispiel für den „weißen Weg" liefern jedenfalls die Black Hills. In South Dakota befindet sich auf altem Indianerland eine Goldmine samt florierendem Touristenzentrum (in den Mount Rushmore eingehauene Köpfe der Präsidenten Washington, Jefferson, Roosevelt und Lincoln). Man kann sich mit Indianerstatisten in voller Kriegsbemalung fotografieren lassen und billigen Tand kaufen. Die wahren Eigentümer des Landes fristen in den angrenzenden Reservaten Pine Ridge und Rose Bud ein karges Dasein. Für sie symbolisiert all das nur den Raub ihrer heiligen Berge. Geglückte Ansätze von Autarkie zeigen sich lediglich in kleinen Privatinitiativen, die darauf abzielen, ehemaliges Indianerland zurückzukaufen, und in Projekten wie der Zucht eigener Pferde- und Bisonherden, die eine Selbstversorgung ermöglichen sollen.

„Rote" Auflehnung sollte das riesige, schon lange in Bau befindliche Denkmal für den Häuptling Crazy Horse symbolisieren. Nach Fertigstellung wäre es die größte in Naturstein gehauene Skulptur der Welt. Allerdings hatte ein Weißer (der Pole Korczak Ziolkowski) diese Idee, die Indianer sähen ihre Berge lieber unangetastet. Da Ziolkowski und seine Frau nun verstorben sind und die Sache sich aus Fundraising finanziert, steht die Fertigstellung ohnehin in den Sternen.

Viele kleine Initiativen

In Ontario, dem „Land der hunderttausend Seen", gedeiht das traditionelle Grundnahrungsmittel der Ojibwa-Indianer: Wildreis. Im angrenzenden Minnesota, im Reservat White Earth, betreibt „Donnervogelfrau" und Öko-Aktivistin Winona LaDuke, die stolz auf ihr väterliches Ojibwa-Erbe ist, schon lange einen Handel mit Wildreis. Außerdem schreibt die Harward-Absolventin Bücher, hält Vorträge und engagiert sich politisch und gesellschaftlich für die Rechte aller Indianervölker Nordamerikas. Dank der öffentlichen Präsenz der „Donnervogelfrau" kamen viele einflussreiche Leute nicht mehr umhin, ihr zuzuhören. Sie war das erste indigene Greenpeace-Vorstandsmitglied, musste aber im Leben schon viele Schicksalsschläge hinnehmen.

Bereits 1988 war auch ein Weißer enthusiastisch „auf die Jagd" nach US-Indianern gegangen: der Fotograf Benjamin Marra. Zurückhaltung und Respekt den Indianern gegenüber öffneten ihm viele Zelte. Marra hat angeblich mit seinen Fotos mehr für die Anerkennung der „American Natives" getan, als es das Büro für indianische Angelegenheiten je geschafft (wenn überhaupt gewollt) hätte. – 2004 schickte Tex „Feuervogel" Hall, Präsident des Nationalen Kongresses der amerikanischen Indianer, seine Mitarbeiter auf leisen Sohlen in die ganze Welt, um mit Flugzetteln auf die permanenten Ungerechtigkeiten der weißen Landnahme hinzuweisen. Man konnte also mit etwas Glück schon vor dem Wiener Stephansdom einem Indianerhäuptling begegnen. Einerseits hielt sich Archie Fire Lame Deer (der 2001 verstorbene Sohn von John Fire Lame Deer) schon damals in Österreich auf, um Seminare abzuhalten. Andererseits besuchte in den 80er Jahren sogar S.H. der Dalai Lama das Volk der Lakota und riet seinen Mönchen, sich an indigener Lebensweise ein Beispiel zu nehmen.

Im Herbst 2014 gewährte die US-Regierung immerhin dem Volk der Navajo 554 Millionen Dollar Entschädigung, als Gegenleistung für die Landnutzung und Ausbeutung von Bodenschätzen. Das ist die höchste je gezahlte Summe an einen einzelnen Stamm. Davor wurden bereits mehr als zwei Milliarden Dollar an rund 80 Völkerschaften ausbezahlt.

5. NEUE WEGE – ALTE PROBLEME

Eine Möglichkeit, das wertvolle Know-how der Indianer für ehrenhafte Zwecke einzusetzen, entspringt ironischerweise einem neuen, ständig wachsenden Bedürfnis ihrer ehemaligen „Feinde“: dem Streben nach Gesundheit und einer neuen Form von Sinnsuche. Immer mehr Menschen erkennen, dass unsere „roten Brüder und Schwestern“ (die letzten Forschungen zufolge sogar von Europäern abstammen sollen) über ein Wissen verfügen, das uns hier spätestens zu Zeiten der Inquisition und der „neuen Schul-Medizin“ des 16. Jahrhunderts abhandengekommen ist. Seit Jahren finden immer mehr Zivilisationskranke den Weg in die Reservate zu anerkannten indigenen Naturheilern (viele wollen sich bewusst nicht Schamane nennen), die – auch wenn sie oft bereit sind zu helfen – doch meist nicht vorhaben, ihr Können im Massenbetrieb gegen gutes Geld feilzubieten. Scharlatanerie ist hier bestimmt an der Tagesordnung. Vor ihr sollte man sich durch gesunden Menschenverstand zwar schützen können, aber auch Indianer haben mit der Zeit gelernt, sensationsgierige „Bleichgesichter“ zu narren oder finanziell zu erleichtern…wer will es ihnen verübeln? (Dazu gibt es eine urkomische Szene im Buch von Sherman Alexie – siehe oben.)

Auf der Suche nach Heilung

Viele Stämme, vor allem in den USA, lehnen es bis heute vollkommen ab, die Weißen tieferen Einblick in ihr rituelles Leben, ihre Bräuche oder ihre alte Heilkunst nehmen zu lassen (und möchten Sie sich im täglichen Leben wie ein Museumsstück begaffen lassen, wie es etwa den Pueblo-Indianern passierte?). Geschieht es wider Erwarten doch, kann es zu interessanten Begegnungen führen, wie sich am Beispiel einer 9 Kräuter-Tee-Essenz, die einem originalen, heiligen Indianertrank („Utinam“) entsprechen soll, gezeigt hat. Dann mag es auch nützlich sein, Zentren der Begegnung zu schaffen, wo die Besucher, „richtige“ Indianer nicht nur zum Anschauen erleben, sondern indianische Traditionen und indianische Realität von unserer Seite respektvoll erfahren werden könnten. Was man jedoch nie vergessen sollte, und was viele „Indianerliebhaber“ nicht wahrhaben wollen: es ist niemals Sache eines Weißen, indianisch zu werden. Man kann sich nur in gebührender Achtung begegnen. Im Übrigen haben wir die Pflicht, für die Erhaltung unserer eigenen Traditionen zu sorgen. Das könnten wir als Erstes von den Indianern lernen.

Russel Means, Indianeraktivist, Schauspieler und Gründungsmitglied des „American Indian Movement" (2012 verstorben), brachte das größte Problem, mit dem die Indianer bis heute kämpfen, vor langer Zeit schon auf den Punkt, als er sagte: *„Indianer … gehen daran zugrunde, dass ihnen zu viel Sympathie entgegengebracht wird. Doch was sie wirklich brauchen, das ist Respekt."* [5]

Hätten wir sie in Ruhe gelassen …

US-Gazetten fanden es lange immer wieder amüsant, darüber zu witzeln, wie amerikanisches Leben wohl aussähe, „wenn wir die Indianer in Ruhe gelassen hätten …" So findet sich bei René Oth in seiner „Wahren Geschichte der Indianer" folgende Randbemerkung aus der amerikanischen Zeitschrift National Lampoon:

„Ein stabiles System von Muschelgeldwährung herrschte an Stelle des schwankenden Dollars … Der Kahlkopfadler und die Wandertaube durchflögen immer noch spielend die Lüfte. Und wir lebten in Ruhe im unberührten Urwald, gekleidet in selbstgegerbte Felle, tränken kaltes Wasser aus eisigen Flüssen … während die Geister unserer Ahnen uns von den Begräbnisplattformen auf den Bäumen über unseren Köpfen wohlwollend betrachteten." [6]

Den Urhebern dieses Textes sei geraten, ihr Fachwissen aufzubessern, denn Indianern wäre es sicher niemals eingefallen, eiskaltes Wasser zu trinken. Jedes Kind wusste, dass man davon krank wird (genau das, was wir nach eiskaltem Trinken dann gern „Sommergrippe" nennen). Aus ähnlichen Gründen lehnten sie Salz vollständig ab. Bloß die „Stupid White Men" (Zitat Michael Moore) wollen das alles bis heute nicht glauben – wie man unschwer beobachten kann.

Insgesamt sind solche „aufklärenden" Bemerkungen über Indianer nur ein trauriges Beispiel für die immer noch weit verbreitete weiße Sicht der Dinge, wonach wir diesen armen Wilden endlich den nötigen Fortschritt gebracht haben. Viele Klischees über die indianische Gedankenwelt und Lebensweise werden (auch dank Karl May) bis heute unreflektiert übernommen oder von selbst ernannten „Indianerkennern" weitergegeben. Nur wenige, wie etwa Ernest T. Seton oder Heinz J. Stammel, schrieben „mit roter Tinte". Dazu kommt nun ab und zu etwas Neues von „echten" Indianern, wie etwa die Bücher von Joseph M. Marshall (siehe Literaturverzeichnis).

Lösegeld für die Heimat?

Man möchte gerne davon ausgehen, dass das antiquierte „Büro für indianische Angelegenheiten", dem die US-Reservate nach wie vor unterstehen, sich heute bemüht, die weitgehend unwürdige Lebenssituation der Indianer zu verbessern. Aber kann (nach Ansicht vieler US-Bürger durch Spielcasinos unerlaubt verdientes) Geld tatsächlich den Verlust der Heimat und der eigenen Wurzeln ersetzen? Auf weite Sicht ist eine Verbesserung der Lebenssituation für die meisten Bewohner von US-Reservaten kaum erkennbar. Zu tief sind die menschlichen und sozialen Gräben. Auch wenn Indianer heute ihre Gebiete teilweise selbst verwalten, haben sie es aufgrund ihrer ethnischen Herkunft schwerer, als vollwertige Amerikaner zu gelten, sobald sie diese verlassen. Außerdem ist ihre Angst, sie würden eine vollständige Integration in die weiße Leistungs- und Fortschrittsgesellschaft mit dem Verlust ihrer Kultur bezahlen, durchaus berechtigt. Ein Großteil möchte diesen Weg zu Recht nicht gehen, was aber in neue Isolation führt. Diverse Integrationsprogramme für Indianer scheitern regelmäßig an ihrer von der weißen Mehrheit so grundlegend verschiedenen Weltsicht.

Reservate machen kaum zwei Prozent der US-Landfläche aus und es leben dort etwa 50 Prozent der rund 1,9 Millionen American Natives. Einige Stämme beharren auf der Rückgabe ihres Landes und lehnen es ab, sich kaufen zu lassen. Es gibt sogar ein Volk in den USA, das angeblich bis heute mit den Weißen gar keinen gültigen „Friedensvertrag" geschlossen hat: die ursprünglich in Florida beheimateten Seminolen. Ein Gruppe Lakota erklärte 2007 alte Verträge gleich für null und nichtig. Nach wie vor ist es auf weißer Seite keine ausreichende Aufarbeitung des historischen Unrechts gegen die Indianervölker gekommen. Im Gegenteil, die Angriffe auf sie nehmen, durch die Umtriebe gieriger Energiekonzerne, vor allem in Kanada ständig zu. Recht wird gebeugt, und auch die Vorgänge während der Olympischen Winterspiele 2010 in Vancouver waren kein Ruhmesblatt.

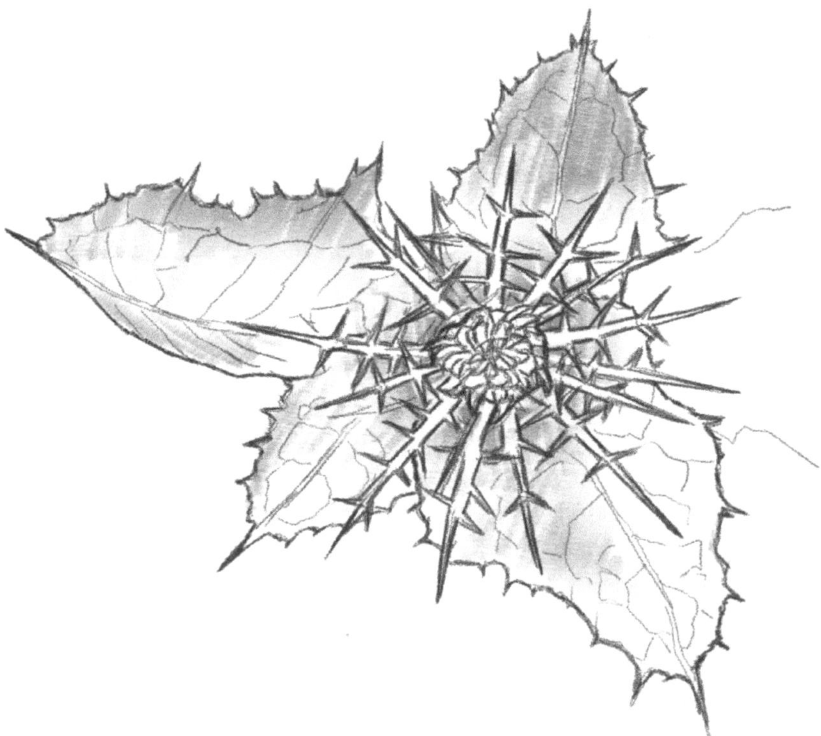

Echtes Benediktenkraut - Carduus benedictus

6. TRADITIONEN UND LEBENSWEISE DER INDIANER

Es gibt keine „Indianer-Enzyklopädie“, in der wir nachlesen könnten, wie die indigenen Völker des nordamerikanischen Kontinents lebten. Was über sie bekannt ist, stammt aus Berichten, die oft genug „weiß eingefärbt“ und daher mit Vorsicht zu genießen sind. Seriöses Wissen über Indianer erlangt(e) man damals wie heute nur durch respektvolles Befragen der alten Männer und Frauen („Elders“) und Medizingelehrten eines Stammes (den Ausdruck „Schamane“ wollen nicht alle für sich gelten lassen). Weiße, die sich mit Indianern austauschten und von ihnen lernten, erkannten schnell deren kultivierte Lebensart, ihre tiefe Spiritualität und die zeitlos gültigen Wahrheiten, welche an ihren Lagerfeuern immer wieder erzählt und so mündlich weiter überliefert wurden.

Im Einklang mit der Natur

Im Gegensatz zu den weißen Eroberern, die nahmen und verteilten, worauf sie nie ein Recht hatten, legten die Indianer keine Vorräte in Form von Landreserven, Wasser- oder Weiderechten an. Die Hauptsorge galt vielmehr der Erhaltung ihrer natürlichen Umwelt, welche ihnen im kommenden Frühling – so der „Große Geist“ oder engl. „Creator“ (Schöpfer) es wollte – erneut das Überleben sicherte.

Das Land gehört uns nicht

Die Beziehung des Indianers zu seinem Land war die eines Kindes zu seiner nährenden Mutter. Die Erde ist, wie der Mensch, ein Teil des Kosmos, der absolut göttlichen Ordnung. Die mystische Vierheit der Himmelsrichtungen wird daher auch in Gebeten immer angesprochen:

Süden = Freiheit, woher Wärme, Sonne und Wachstum kommen
Osten = Weisheit, Erleuchtung durch den Sonnenaufgang
Norden = Erfrischung, woher Wasser und Regen kommen
Westen = Sonnenuntergang, Nachtruhe, Träume und Wiedergeburt

Die Erde gehört dem Menschen nicht, der Mensch gehört der Erde, denn er ist nichts ohne sie. Die Indianer verstanden nicht, wie sie etwas hätten „verkaufen“ sollen, woran es kein Eigentum geben konnte. Land gehörte dem, der es gerade nutzte, und nur solange er das wirklich tat. Besitzdenken nach westlicher Art war den Indianern absolut fremd. Heute haben sie es notgedrungen erlernt, und viele von ihnen bemühen sich, Land zurückzukaufen, das ihnen vor Jahrzehnten widerrechtlich entzogen wurde. Noch 1991 sagte der Schauspieler John Wayne in einem Interview mit dem Playboy, er finde nichts Unrechtes an der gewaltsamen weißen Landnahme, da die Indianer nur aus Eigennutz das Land für sich allein beansprucht hätten. [7]

„Kriege werden geführt, um zu sehen, wem das Land gehört. Doch am Ende besitzt das Land den Menschen. Wer wagt es zu behaupten, dass das Land ihm gehört – ist er nicht eher darunter begraben?" [8]

Nino Cochise, Chiricahua-Apache

Dankbarkeit für die Schöpfung

Indianer haben, wie alle „First Nations" dieser Erde, ein natürliches Gespür für Schönheit, was auch in ihren echten, kunsthandwerklichen Arbeiten zum Ausdruck kommt. Gebrauchsgegenstände des täglichen Lebens wie Kleidung, Sattelzeug oder Hausrat wurden mit größter Sorgfalt hergestellt und reich verziert. „Kunst" ist für die Indianer nichts vom Alltag Getrenntes, sondern Ausdruck ihrer Liebe zur Schöpfung. Schon der Anblick eines Regenbogens oder die Bewunderung des nächtlichen Sternenhimmels mit seinen Nordlichtern veranlasste den Indianer, inne zu halten, um ein Dankgebet an den „Großen Geist" („Great Spirit") für die Schönheiten dieser Erde zu sprechen.

Indianer sahen sich immer als gleichberechtigte Partner der Natur, nicht als ihre Herren. In Ritualen und Gebeten brachten sie diese Verehrung zum Ausdruck. Für alles, was man nahm, überbrachte man eine Gegengabe. So wurde als Dank für das Sammeln von Kräutern und Wurzeln immer etwas Tabak für den „Geist der Pflanze" hinterlassen. Empfing man etwas von Mutter Erde, so gab man ihr ein Geschenk zurück – wenigstens symbolisch. Wer das belächelt oder kritisiert, dem würden die Indianer antworten: Wer keinen Dank für Mutter Erde und ihre Gaben empfinden kann, der wird auch den Respekt vor anderen Menschen verlieren. Gleiches gilt für das Auslöschen von Leben: Wer nicht Ehrfurcht vor allem Lebendigen hat – sei es nun Pflanze oder Tier –, der wird bald auch menschliches Leben gering achten. Und was meint das christliche Gebot „Du sollst nicht töten" denn anderes?

„Unser Volk weiß, dass der Natur eine wichtige Rolle zukommt, denn die Natur kann ohne die Menschen bestehen, der Mensch aber nicht ohne sie. Hegten die Weißen eine ähnliche Dankbarkeit für die Geschenke der Schöpfung, so wäre die Erde ein besserer Platz zum Leben, denn niemand vernichtet, was er verehrt und liebt." [9]

Ernest Benedict, Mohawk

7. WAS GLAUBEN DIE INDIANER?

Noch bis 1968 war es den Indianern per Gesetz verboten, ihre eigene Spiritualität zu leben. Für indigene Völker ist das eine der schlimmsten Demütigungen, die sie erleiden können. Religion (lat. re-ligio = Rück-Bindung) bedeutet für Naturvölker niemals und nirgendwo die Befolgung starrer Regeln und Vorschriften, welche keinen praktischen Sinn ergeben. So fanden die Indianer es auch völlig absurd, gerade sonntags zur Kirche zu gehen, denn ihre Kirche ist die Natur, ihre Religion das tägliche Leben. Jeden Morgen danken sie zuerst dem Schöpfer für die erholsame Nacht und die guten Träume. Danach beten sie für den neuen Tag und alle guten Gaben, die er bringen wird. Ebenso beschließen sie jeden Tag mit Dankesworten an den „Großen Geist“ oder englisch: „Creator“, den Inbegriff aller Geheimnisse dieser Erde.

Lebendige Spiritualität kann nicht warten, bis es Sonntag wird. Indianer, die ihren Traditionen folgen, „beten“ täglich. Sie tun das mit Worten, Gesängen oder in stiller Meditation, und es geschieht dort, wo sie gerade sind. Sollten Sie nun etwa entdecken, dass Sie das ebenfalls tun, so haben Sie bestimmt keinen Grund, sich um Ihr Seelenheil zu sorgen, egal, welcher Glaubensgemeinschaft – oder auch gar keiner – Sie offiziell angehören …

„Kirche“ gab den Weißen nur jede Menge Gründe, sich über Gott und die Art seiner Verehrung zu streiten, stellten die Indianer fest. Das fanden sie über alle Maßen lächerlich. Man konnte über reale Dinge diskutieren, aber niemals über den Schöpfer. Nie wäre es ihnen eingefallen, anderen Menschen vorzuschreiben, wie sie diese Allmacht zu verehren hätten.

Was die fremden Priester und Prediger zu sagen hatten, hörten sie geduldig und höflich an – um schließlich festzustellen, dass es nicht ihre Sache sei. Jeder Mensch, so meinen die Indianer bis heute, hat das Recht – ja die Pflicht – Gott in der Weise anzubeten, die seinem persönlichen Gewissen entspricht. Religion ist etwas, das nur den einzelnen Menschen und „den großen Geist“ angeht – sonst niemanden. Was für eine wunderbar zeitgemäße Aussage – angesichts der weltweiten Vorgänge im Hinblick auf Glaubenskriege und IS-Terror! Indianer sähen das mit Entsetzen.

„Viele Weiße wollen lernen, was unsere Ältesten wissen. Sie finden dann irgendeinen ‚Indianerhäuptling', der für 250 Dollar ein Schwitzbad für sie veranstaltet, und sie glauben, damit wüssten sie alles über indianische Religion. Aber man verkauft nicht die Religion seines Volkes. Unsere Zeremonien und unsere Religion sind nicht für Geld zu haben." [10]

Mathew King, Lakota-Sioux

Interessant finde ich nebenbei, dass gerade wir Christen, denen Gott im Alltag ziemlich gleichgültig ist, sofort heilige Messen abhalten und zum Allmächtigen flehen, wenn irgendein nationales Unglück über uns hereinbricht. Sich aber täglich zu bedanken, die Schöpfung zu respektieren und Wunder wenigstens für möglich zu halten, fällt uns so gut wie gar nicht ein.

Vor Jahren verkündete eine Journalistin und „Naturheilkritikerin" via TV mit sichtlichem Stolz, Wissenschaftler hätten in Versuchen die Unwirksamkeit von Gebeten für kranke Menschen bewiesen. Abgesehen davon, dass die Krankheit dieser Dame (ihre Negativität und der Mangel an Respekt vor einer höheren Intelligenz) wohl tatsächlich unheilbar ist, sollte man sie eher bemitleiden…

„Ich bin der rote Mann. Ich schaue dich an, Weißer Bruder. Und ich sage dir, errette nicht mich von Sünde und Übel! Errette dich selbst!" [11]

Duke Redbird, Ojibwa

Der Tod ist nicht das Ende

Da im indianischen Selbstverständnis alles Teil des heiligen (Medizin)kreises ist, bedeutet auch der Tod kein Ende. Man war sich vielmehr bewusst, dass wir für alles Schlechte, das wir getan haben, unseren Tribut zahlen müssen – entweder schon in dieser oder eben in der jenseitigen Welt. Für die Indianer war das ein Anreiz mehr, aufrichtig und ehrenwert zu handeln. Angst vor dem Sterben brauchte nur jemand zu haben, der sein Leben mit Nichtigkeiten vergeudet und keine guten Taten vollbracht hatte.

Früher hatte jeder Indianer für den Moment, da er mit dem Tod konfrontiert sein würde, einen „Todesgesang" erlernt. Das gilt auch heute noch für viele Stammesmitglieder. Was sie allerdings auch gelernt haben: dass die Weißen solche Dinge nicht verstehen und sie lächerlich machen. Indianer schweigen daher schon aus Selbstschutz über alles, was ihre tiefsten persönlichen Überzeugungen betrifft. Nur wenn sie echtes, respektvolles Interesse (keine plumpe Neugier) bemerken, sind sie manchmal bereit, dieses Schweigen zu brechen.

„Der Tod kommt, und er kommt immer zur unrechten Zeit. Es ist ein Gebot des Großen Geistes, dem alle gehorchen müssen. Um Vergangenes und Unvermeidliches soll man nicht trauern." [12]

Big Elk, Omaha

8. FAMILIE UND STELLUNG DER FRAU

Jahrhunderte bevor der „zivilisierte weiße Mann" den Frauen einige schwache Zugeständnisse machte, hatten die Indianerinnen längst ihre angestammten Rechte und Freiheiten. So wurden die „Sachems" (Friedenshäuptlinge), die abgeordneten Richter eines jeden Stammes, ausschließlich von Frauen gewählt oder abgesetzt. Bei den Indianern gab es immer sowohl medizinkundige Männer als auch Medizinfrauen. Unter den Alten („Elders") galt die weibliche Stimme nie weniger, als die eines Mannes. Grundsätzlich stand einer Indianerin jede Lebensführung offen. War ihr Mann im Krieg oder ein fauler Taugenichts, musste sie ohnehin viele seiner Aufgaben mit übernehmen.

Emanzipierte Indianerinnen

Die Gerüchte weißer Eroberer, wonach Indianerfrauen rechtlos und unterdrückt seien, stellten sich durchwegs als unwahr heraus. Sicher war ihr tägliches Leben hart und entbehrungsreich, eine Arbeitsteilung zwischen Männern und Frauen existierte natürlich, doch niemand hätte das anders gewollt. Eine Indianerin wusste dafür genau, wo sie stand und wie sie ihren Einfluss geltend machen konnte. Ehrenhafte Männer respektierten ihre Frauen, die in der Regel perfekt in allen Handarbeiten und verantwortungsvolle Mütter und Haushaltsvorstände waren. Nicht funktionierende Ehen konnten recht einfach aufgelöst werden, da ein friedliches Zusammenleben erwartet wurde. Streit um die Kinder gab es praktisch nicht, denn der ganze Stamm kümmerte sich um das Wohlergehen seiner Mitglieder. Die Alten – Männer wie Frauen – waren hochgeachtete Lehrer und Ratgeber. Kinder lernten durch ihre Erzählungen spielerisch die Regeln von Moral und Anstand. Weiße Frauen, die Gefangene von Indianern wurden, bestätigten einhellig, dass es bei aller Brutalität so gut wie nie zu sexuellen Übergriffen kam. So etwas hätte dem indianischen Ehrgefühl vollkommen widersprochen.

Indianische Erziehung

Der Umstand, dass Weiße ihre Kinder schlugen, machte sie in den Augen der Indianer besonders verachtenswert. Niemals wurden Indianerkinder lächerlich gemacht oder gar mit Schlägen erzogen. Wer sich falsch verhielt, wurde mit Güte getadelt und aufgefordert, es das nächste Mal besser zu machen. Wer nur langsam lernte, wurde unterstützt. Dadurch war auch brutale Rivalität zwischen den Kindern überflüssig, sie maßen sich in fairen Wettkämpfen und lernten im Übrigen, einander zu helfen und zu wertvollen Mitgliedern der Gemeinschaft heranzuwachsen. Indianer, die ihr Kulturerbe achten, finden es besonders schlimm, wenn es in den Reservaten durch Alkohol und soziale Probleme zur Misshandlung von Frauen und Kindern kommt. Eine Situation, die heute leider ebenfalls zum indianischen Alltag gehört.

Vielleicht noch ein Wort zur Hygiene: Oft kam es vor, dass Indianerinnen sich bereit erklärten, in den Haushalten weißer Siedler für Ordnung und Sauberkeit zu sorgen. Wo indianische Hebammen die Geburt von Kindern überwachten, nahm auch die Säuglings- und Müttersterblichkeit drastisch ab. Diese Hilfe wurde als Unterwürfigkeit gedeutet. In Wahrheit galten die Weißen bei den Indianern schon wegen ihres fehlenden Hygienebewusstseins als ausgesprochen dumm, schmutzig und gesundheitsgefährdend. Dass Indianer täglich badeten, war für bibelwütige Fanatiker wiederum nur ein Zeichen ihrer „Wildheit und Schamlosigkeit". Weiße Trapper, die die indianische Lebensart annahmen, strotzten vor Gesundheit, während weiße Siedlungen und Forts eine Brutstätte von Krankheit und Seuchen waren.

„Ein Volk ist unbesiegt, solange die Herzen seiner Frauen nicht bezwungen sind. Sind sie überwunden, dann ist es am Ende, wie tapfer seine Krieger und wie gut deren Waffen auch sein mögen." [13]

Dieses alte Cheyenne-Sprichwort regt dazu an, selbst zu überlegen, wo wir in einer Gesellschaft stehen, die Familie, Ehe und Mutterschaft zunehmend als minderwertige Nebensache bzw. als Hindernis für die „Selbstverwirklichung" der Frauen ansieht ...

9. TÄNZE, TRÄUME UND VISIONEN

Tanzen hat für die Indianer nicht nur mit Bewegung und Gesang zu tun, Tanzen ist ein „Gebet mit dem Körper". Auf den tiefen, rhythmischen Trommelklang reagieren die menschlichen Zellkerne mit geordneter Schwingung, und der hohe Gesang vertreibt negative Energien. Töne und Körperbewegung aktivieren auch unseren „inneren Arzt". Dieses Wissen ist in moderne Therapien eingeflossen. Was damit allerdings nicht gemeint ist: neue esoterische „Bewegungssysteme", deren Methoden sich dann klingende indianische Namen zulegen...das ist in etwa so, als wollten die Indianer den Bayern Kurse in „Schuhplatteln" geben.

Ein neues Selbstbewusstsein

Die heute wieder grenzüberschreitend abgehaltenen indianischen Tanzfeste („Pow-wows") sind im Grund viel mehr als nur hochdotierte Wettbewerbe oder eine Touristenattraktion. Für die Indianer sind diese Zusammenkünfte ein Mittel, ihre Traditionen zu leben und gemeinsam ihre Stärke nach außen zu bringen. Die prunkvollen Gewänder, verziert mit Stickereien, die Masken und der Federschmuck sind mehr als Kostümierung, sie verkörpern altes Brauchtum und ein wachsendes Selbstbewusstsein. Oft wird daher auch gebeten, gewisse Rituale nicht zu fotografieren. Ein Pow-wow ist keine billige Show, Alkohol und Drogen sind verboten (was leider nicht heißt, dass Verbote nicht umgangen werden). „Ehrt die Alten" ist einer der Leitgedanken, und dass viele Tänzer Sonnenbrillen tragen, soll nicht über den Ernst der Sache hinwegtäuschen.

So mancher Tanz oder Gesang kam durch Visionen oder einen Traum zu den Menschen. Es sind dies heilige Zeremonien wie der geheimnisumwitterte „Sonnentanz", der wegen grausamer Folterrituale zum Ertragen von Schmerzen lange verboten war. In seiner Grundbedeutung ist der „Sundance" eine Feier zur alljährlichen Wiederkehr allen Lebens auf der Erde und Verbote durch die Regierung waren politisch motiviert, da sich in solchen Zusammenkünften natürlich auch der Widerstand gegen die Kolonialmächte formierte. Uralte Zeremonien wie der Sonnentanz haben noch tiefere spirituelle Bedeutung als die eher sozialen Pow-wows. Durch die Geistertanzbewegung formierte sich in den USA ein letzter roter Widerstand, der 1890 im Massaker von Wounded Knee gipfelte. Teile der kanadischen First Nations People sollen aber bei ihrem Sundance die Verehrung allen Lebens, nicht Opferungen oder Schmerzrituale in den Vordergrund gestellt haben.

Wer träumt, ergründet das Leben

Allen Völkern waren ihre Träume wertvoll. Schon die Ägypter und Griechen kannten den Tempelschlaf zur Lösung von Problemen, die australischen Aborigines entdecken ihre „Traumzeit“ neu, und wir Europäer haben – typisch übereifrig – eine ganze Traumdeutungsindustrie. Kein Indianer hätte sich vorstellen können, nicht auf seine Träume zu hören. Viele Schamanen erfahren ihre Berufung im Traum. Träume sind ein Teil der Lebenswirklichkeit, den wir zu Unrecht ausklammern. Wenn wir ihre Hinweise aber beachten, können sie zu einem wichtigen Hilfs- und Heilmittel werden. Auch schamanische Heiler hinterfragen manchmal die Traumbotschaften eines Kranken, um zu ergründen, warum er an einer „negativen Besetzung“ leidet.

Im Traum, wenn unser Mittleres Selbst (das wache Bewusstsein) schläft, steigt unser Niederes Selbst (Unterbewusstsein) hinauf in den Himmel zu einem Höheren Selbst und geht dort in die göttliche Schule, um zu lernen. In vielen indianischen Familien ist es bis heute Tradition, einander morgens oder abends am Lagerfeuer die Träume zu erzählen – allerdings ohne diese systematisch zu deuten oder zu kritisieren. Vor dem Schlafen wünscht man sich immer „gute Träume“.

Bill Johnson von den Nett Lake Ojibwa sagte dazu:

„Durch Träume haben wir gelernt, wie die Dinge benutzt werden, wie Reis geerntet wird und wie man Tiere jagt. Damit wir all das begriffen, wurde einst ein Menschenpaar von der Erde weg an einen Platz geführt, wo sie alles lernten, was ein Indianer wissen muss – auch wie man den Botschaften seiner Träume folgt und die Geister ehrt.“ [14]

Die Herstellung von Medizin erfolgt oft aus einem Traum heraus, wozu auch die bewusst herbeigeführte schamanische Trance zählt. In dieser geht der Schamane auf Reisen, um zu sehen, was die Krankheit eines Hilfesuchenden verursacht hat und wie sie zu heilen ist. Ich bin keine „Eingeweihte“ und hatte dennoch selbst ein solches Erlebnis in Zusammenhang mit einer Krankheit meines Sohnes. In mehreren sehr realistischen Träumen wurde ich sowohl davor gewarnt als auch angewiesen, was ich zu tun hätte und wie die Heilung ablaufen sollte. Ich öffnete mich dafür, also kam die Botschaft. Dies ist es, was Indianer mit dem umfassenden Begriff des Träumens bezeichnen. Wir könnten es genauso gut Beten nennen. „Wer anklopft, dem wird aufgetan“, sagt ja auch die Bibel.

Längst hat die Esoterikszene Traumfänger und andere „geheime“ Utensilien (Medizinbeutel, Räucherwerk usw.) für sich entdeckt. Das hat gute, aber auch schlechte Seiten, sobald es in Geschäftemacherei ausartet. Bedenken Sie, dass diese Dinge nicht bloß Spielerei sind, sondern einen religiös-kultischen Hintergrund haben. Traumfänger gab es bei den Indianern aber nicht, sie sind ein netter Einfall, der sich heute dennoch durchsetzen konnte. Ebenso, wie auch kein Indianer ein Stirnband trug. Es wurde vielmehr von Filmregisseuren „erfunden“, damit die Perücken der Schauspieler nicht ständig verrutschten! Die Hippies der 60er kopierten diese „Mode“ und so stellte man sich dann im Westen einen Indianer vor...den „echten“ Winnetou nach Karl May (der als „Indianerkenner“ ja auch nie einen Indianer zu Gesicht bekommen hatte).

Visionssuche

Indianer glauben nur, was der „Große Geist“ (Creator) ihnen in geistiger Übereinstimmung mit dem Herzen mitteilt. Sie gehen hinaus in die Natur, um die Augen offen zu halten und von ihr zu lernen. Verbunden damit ist die traditionelle Visionssuche. Einige Zeit allein, ohne Nahrung und Wasser in der Einsamkeit der Natur zu verbringen, bedeutete für einen jungen Indianer den Einstieg ins Erwachsenenleben. Dabei eine Vision zu haben wurde als Geschenk betrachtet, erzwingen konnte man sie nicht. Schamanen nehmen diese Tortur regelmäßig auf sich, um sich gleichsam fortzubilden. Als Urlaubskick für gestresste Manager war das Ritual sicher nicht gedacht. Und „Visionen“ wie die eines Steve Jobs oder Mark Zuckerberg sind damit auch nicht gemeint.

Schon das Wort sagt viel aus: keine Vision zu haben bedeutet schlicht, nicht zu wissen, wofür man lebt. Visionäre wollen das Leben in seiner Tiefe verstehen, nicht anders war und ist es bei den Indianern. Allerdings wählten sie die Schöpfung als Lehrmeister, und nicht, wie von uns gerne praktiziert, formelle Glaubensdiktate, esoterische Zirkel oder die berühmte Logik und Wissenschaft. So genannte Intellektuelle haben es mit ihrer Visionssuche am schwersten. Wer immer redet, tut und denkt, hat schon verloren.

Die Suche nach der persönlichen Vision ist ein Weg der Entbehrungen, der Einfachheit, des Zeithabens und Loslassens, ein Weg großer Kämpfe und Schmerzen. Aber man muss dazu nicht in die Wüste oder zu den Indianern pilgern. Visionen können Ihnen im alltäglichen Leben begegnen. Mehr will ich dazu nicht erklären. Sie könnten dazu mein kleines persönliches Erlebnis im Buch „Padma – Tibetische Kräutermedizin vom Dach der Welt“ nachlesen oder die

Bücher eines Paulo Coelho als kleinen Anstoß nutzen... und sich im Übrigen auf den „inneren Führer“ verlassen, der uns allen zur Seite steht. Die Medizinfrau White Swallow (die genannte Rezeptgeberin der 9 Kräuter-Formel „Original Indian* Essence“) meinte dazu: „Jedermann kann vom Schöpfer Visionen erbitten, um zur höchsten Weisheit zu gelangen. Dies kann nicht durch Worte allein gelehrt werden ... Menschen, die zu viel arbeiten, können nicht träumen. Visionen und Weisheit kommen nur in Träumen zu uns.“ [15]

10. PSI UND DIE SACHE MIT DEN ROSEN

Das Wissen um mentale Kräfte und geistiges Heilen wird heute langsam, aber sicher zum Allgemeingut. Die „First Nations“ sind uns aber hier um ein paar Jahrhunderte zuvorgekommen. Die praktische Anwendung von PSI (Gedankenübertragung und Geisteskontrolle) war und ist für Schamanen in aller Welt das gewöhnliche Handwerkszeug. Unter den indianischen Heilern und Heilerinnen gibt es viele, die nachweislich solche besonderen geistigen Fähigkeiten besitzen.

Die stille Rache

Vielleicht haben Sie auch schon davon gehört, dass amerikanische Rosen nicht duften. In den Geschäften werden sie vor dem Einwickeln stets parfümiert. Wer dort war, bestätigt es. Aber ist das wirklich immer so und warum?

Dazu gibt es eine Legende: Als die Weißen den Indianern alles, was sie liebten, genommen und sie in Reservate verbannt hatten, sannen sie auf eine friedliche, aber wirkungsvolle Rache. Weil sie beobachteten, dass die Weißen gerne schöne Blumen verschenken und sich an deren Duft erfreuen, kam ihnen eine folgenschwere Idee: in einer gemeinsamen Meditation sprachen sie einen Fluch über alle in Nordamerika wachsenden Rosen und entzogen ihnen mit geistiger Kraft ihren Duft.

Ein Scherz? Oregon ist bekannt als amerikanischer „Rosenstaat“. Er beliefert Tausende von Verkäufern mit den prachtvollsten Züchtungen. Wenn man durch Rosenfelder schlendert, müsste es eigentlich betörend duften. Tut es aber nicht. Immer wieder hat man versucht, durch Importe und Kreuzungen den amerikanischen Rosen ihren Duft wiederzugeben – ohne Erfolg. Der Fluch scheint zu wirken. PSI auf indianisch? Es ist erwiesen, dass Überzüchtung den Duft vertreibt, doch woher hätten die Indianer das damals wissen sollen?

Der moderne Mensch weigert sich natürlich, an diese Art von Magie zu glauben, die etwa auch bei den Regenwaldindianern in Mittel- und Südamerika Alltag ist. Sie brauchen gar nicht daran zu glauben, sie wissen aus Erfahrung, dass ihre Methoden wirken. Wären manche Rituale bloß abergläubisch und dumm, hätten sie sich kaum bis heute gehalten. Im Regenwald, mit all seinen Gefahren, kann man es sich nämlich gar nicht leisten, unwirksame Praktiken auszuüben.

Behalten wir uns also zumindest den Kern dieser schönen Geschichte...oder vergleichen wir sie mit einem anderen „unerklärlichen“ Phänomen:

Schüttelzelte

Als „Schüttelzelt“ (engl.: shaking tent) bezeichnete schon der italienische Forscher Ernesto Bozzano ein schamanisches Ritual, das von Augenzeugen 1939 bei kanadischen Waldlandindianern beobachtet worden sein soll. Nach einer Einleitung durch stundenlange Tänze und Trommelschläge materialisierte sich plötzlich die Lichtgestalt eines weiß gekleideten Indianers. Zuvor hatte sich das indianische Zelt ruckartig dort vom Boden erhoben, wo die Figur stand – man sah deutlich ihre Füße, die sich danach wieder in Luft auflösten. [16] Das Geräusch der Trommeln und Rasseln bei einem Pow-wow wird oft als „sirrende Luft“ bezeichnet. Es erhöht die energetischen Schwingungen der Umgebung und macht „Dinge sichtbar, die sich in anderen Dimensionen befinden“ – heißt es. Wer einmal selbst dabei war, spricht offensichtlich nicht mehr von Betrug...

Nichts gelernt?

Der US-Schriftsteller Leslie Fiedler schrieb, der Indianer sei heutzutage „der Geist, der das amerikanische Gewissen plagt“ [17] – ein lebendes Mahnmal seiner geschichtlichen Untaten. Weil hier jede Aufarbeitung so schwierig ist, wird das geflügelte Indianerwort wohl noch lange Gültigkeit haben, in dem es unter Anspielung auf Kolumbus heißt:

„Er wusste nicht, wo er hinfuhr, und nicht, wo er gewesen war. Und er tat alles mit anderer Leute Geld. Die anderen Weißen sind seither seinem Beispiel gefolgt.“ [18]

Kolumbus war ja 1492 der Meinung, er hätte Indien entdeckt, und nannte daher die Menschen, denen er begegnete, fälschlich „Indians“, woraus das Wort Indianer entstand. Heute wollen die „First Nations People“ verständlicherweise nicht so bezeichnet werden, zumal es in Kanada tatsächlich auch viele Inder („East Indians“) gibt. Ich behalte in diesem Buch das Wort Indianer dennoch bei, weil sich dieser Ausdruck – speziell im europäischen Raum – über Jahrhunderte eingebürgert hat und insofern nicht wertend gemeint ist. Es scheint aber wichtig, die historische Wahrheit anzusprechen.

Und weiter südlich?

Wer nun hofft, die Geschichte hätte uns endlich eines Besseren belehrt, wird heute durch einen Blick nach Mittel- und Südamerika sofort herb enttäuscht. Dort ist in Bezug auf die letzten Regenwaldindianer und Hochlandbewohner immer noch genau dasselbe im Gange, was die nordamerikanischen Völker zu erdulden hatten – von der Presse nur spärlich kommentiert und von Banken, Industrie- und Handelskonzernen, deren Vertreter ihre Hände kameralächelnd in Unschuld waschen, öffentlich gebilligt. Der Globetrotter und Autor Rüdiger Nehberg konnte seinerzeit Mitglieder des brasilianischen Stammes der Yanomami dabei beobachten, als sie weinend zusahen, wie Bulldozer im Amazonas-Regenwald „unserer guten Mutter Erde bei lebendigem Leibe die Haut abziehen“.

Sie sind noch kein Unmensch, wenn Sie ab und zu die Einnahmen gewisser Fast-Food-Ketten vergrößern oder akzeptieren (müssen), dass Ihr Auto Erdöl verbraucht. Aber bleiben Sie offen für die Relationen, und lassen Sie ihr Gewissen nicht einschläfern! Was Großkonzerne heute im Namen des wirtschaftlichen Fortschritts Naturvölkern und unserer gesamten Umwelt permanent antun, schreit zum Himmel. Sie finden mehr Informationen dazu im Anhang und auch in meinen Newslettern auf www.indian-essence.de.

„Erst wenn der letzte Baum gerodet, der letzte Fisch gefangen ist, das letzte Tier getötet, das letzte Gewässer und die Luft vergiftet sind, werden die Menschen erkennen, dass man Geld und Gold nicht essen kann.“

(Alte – und neue – Weisheit der Hopi)

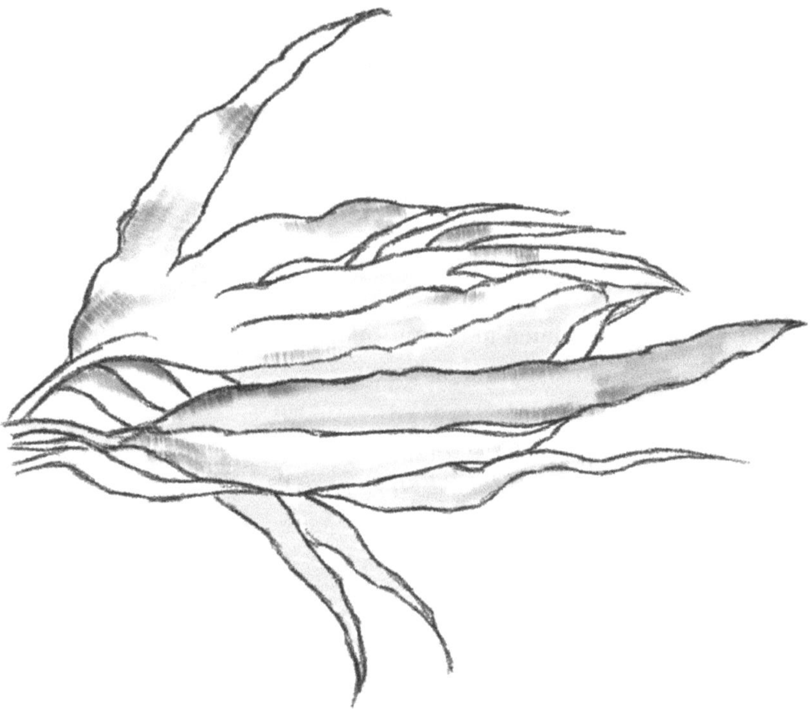

Braunalgen - Laminaria digitata

11. POSITIVES BEISPIEL KANADA?

Die Situation der kanadischen Ureinwohner stellte sich – das jedenfalls wird behauptet – durch die Jahrhunderte etwas besser dar, als jene der Native Americans in den USA, denn großflächige Indianerkriege gab es nicht, die Industrialisierung erfolgte langsamer. Heute noch bilden im Norden Kanadas indigene Bewohner die Mehrheit. Französische Einwanderer kamen offenbar in den Weiten Kanadas mit den Indianern leidlich zurecht. Sie brauchten ihre Hilfe überdies für die Pelztierjagd. Heute kümmert sich das „Department of Indian Affairs" (DIA) um die Belange der „First Nations" und viele Agenden, wie Schulwesen oder Touristik, wurden in die Hände der indigenen Bevölkerung übergeben. Nicht immer mit Erfolg, wie die Vergangenheit gezeigt hat, weil auch so mancher indianische Verwaltungsbeamte seinem Bedürfnis nach eigenen Vorteilen und persönlicher Bereicherung nachgibt.

Zweifellos wurden auch in Kanada im Namen von Fortschritt und Religion äußerst verwerfliche Taten gegen die Urbevölkerung begangen. Immer noch laufen Gerichtsprozesse, die ungerechte Landnahme, rohe Gewaltanwendung, Demütigungen oder sexuellen Missbrauch an indianischen Kindern durch Lehrer und Geistliche christlicher – und nun auch staatlicher – Schulen zum Inhalt haben. Brutal wurden hier indianische Kinder ihren Eltern entrissen und in weiße Internate gebracht, wo sie ihre Sprache nicht sprechen und sich nicht wie Indianer verhalten durften. Kehrten sie nach Jahren von dort zurück, waren sie weder für das Leben als Indianer, noch für die weiße Gesellschaft brauchbar. Medien und Gerichte handeln diese Fälle einigermaßen respektvoll ab und es werden zum Teil hohe Entschädigungssummen bezahlt, doch ersetzt Geld eine gestohlene Jugend und den Verlust der Familie?

Im Juni 2014 gab es ein historisches Urteil des kanadischen Höchstgerichts: 3000 „First Nation People" vom Volk der Tshilqot'in erhielten in British Columbia 2000 Quadratkilometer Land zur ausschließlichen Besiedlung und Nutzung zugesprochen (sie hatten nie Verträge zur Eigentumsübertragung an Kanada geschlossen!). Damit erhalten sie nun – hoffentlich – Vorrang vor den Betreibern ausbeuterischer Wirtschaftsprojekte. Ein Hoffnungsschimmer in Richtung Gerechtigkeit? Er wäre höchst nötig, denn in Kanada greifen heute gierige Konzerne für die Gewinnung von Ölsand immer weiter auch auf Indianerland über und betreiben unsagbare Naturzerstörung – Beispiel Nord-Alberta. Siehe etwa im Anhang das Buch von Andrew Blackwell.

Kanadische Indianer genießen dieselben Rechte wie die Weißen und haben Privilegien, z. B. diverse Steuerbefreiungen. Ihre Wohnsituation entspricht aber eher selten dem Standard. Alkoholismus, Drogen und Selbstmorde sind kaum weniger verbreitet, als in den USA. Kanada verfügt immerhin über ein passables soziales Netz für die Gesundheitsbetreuung der First Nations. Der indigene Anteil nimmt heute in der kanadischen Bevölkerung stetig zu, vor allem in Reservaten und den großen Städten. Bei jener Kriminalität, die sich gegen Frist Nations richtet (vor allem Misshandlungen und Morde an indigenen Frauen) liegt die Aufklärungsrate aber tief, wie Hilfsorganisationen kritisieren. Gerade zur Zeit der Fertigstellung dieses Buches ereignete sich in der kanadischen High School von La Loche (Provinz Saskatchewan) ein Drama, wie man es sonst nur aus den USA kannte: ein 21jähriger Schüler erschoss vier Menschen. In La Loche wohnen Menschen mit vorwiegend indigener Abstammung und einer drei Mal so hohen Selbstmordrate wie im Rest der Provinz. Experten führten den Vorfall nicht zuletzt auf die Perspektivelosigkeit der dortigen Bevölkerung zurück.

Sicher auf kanadischem Boden?

Zur Zeit der US-Indianerverfolgung sollen Flüchtlinge, die sich über die Grenze nach Kanada retten konnten, von den dortigen Sicherheitskräften übernommen und oftmals beschützt worden sein. Diese Arbeit wurde von der RCMP (Royal Canadian Mounted Police = königlich-kanadische berittene Bundespolizei) geleistet und ist im RCMP-Heritage Center in Regina, der Hauptstadt Saskatchewans dokumentiert (siehe: http://www.rcmpheritagecentre.com).

In der Regel waren auf flüchtige Indianer in den USA Kopfgeldprämien ausgesetzt, sodass jeder sie sogar ungestraft töten konnte. Für viele Opfer weißer „Säuberungsaktionen“ wurde Kanada zu einem Zufluchtsort. Die Tätigkeit der RCMP ist untrennbar mit Namen wie Premierminister John A. MacDonald, James F. MacLeod oder James M. Walsh verbunden, welchen die gedeihliche Beziehung zu den First Nations ein Anliegen gewesen sein soll. Die Arbeit der RCMP erstreckte sich u. a. auf das Unterbinden von Alkohollieferungen an die Indianer. Herstellung von Respekt und Vertrauen sowie das Bemühen, die Indianer vom Wert gesetzlicher Regelungen, die ihrem Schutz dienten, zu überzeugen, stand auf der Agenda. Die Bundespolizei stellte ein Bindeglied zwischen der Regierung und der indianischen Bevölkerung dar.

Die RCMP wirkte an der Unterzeichnung von Verträgen mit und hielt den sozialen Frieden in einem von Gewalt und Rohheit geprägten Umfeld aufrecht.

Als 1876 nach der Schlacht am Little Big Horn zahlreiche Sioux nach Kanada flohen, erfuhren sie durch die örtliche Polizei Hilfe. Mit der Ausdehnung ihrer Befugnisse wurden die Sicherheitskräfte auch zuständig für die allgemeine Wohlfahrt, die Registrierung von Geburten und Todesfällen, die Verwaltung der Schulen und Verteilung von Lebensmitteln oder Medizin an die indianische Bevölkerung. Man handhabte dies offenbar gut, sodass die Grenze zwischen Kanada und den USA oft „medicine line“ (Medizingrenze) genannt wurde. Das Wort bezog sich auf die Versorgung („good medicine“), die der indigenen Bevölkerung jenseits dieser Trennlinie (jedenfalls dem Gesetz nach) zustand. Auch die letzten Getreuen von Sitting Bull gingen diesen Weg.

Tatsache bleibt, dass auf medizinischem Gebiet schon wegen der großen räumlichen Entfernungen bei Krankheiten die örtliche Heilkunst der Schamanen auch heute unvermindert hoch geschätzt wird. „Zum Arzt“ zu gehen bedeutet hier meist immer noch, den Naturheiler oder die Naturheilerin aufzusuchen. Ansonsten stehen für abgelegene Gebiete oft nur besser ausgebildete Krankenschwestern zur Verfügung und der Weg in das nächste Krankenhaus ist sehr weit.

12. DAS VOLK DER OJIBWA UND CREE

Die Ojibwa (auch Chippewa) leben nur zu einem geringen Teil in US-Reservaten, die Mehrheit dieses großen, ursprünglich in Kanada beheimateten Volkes ist bis heute dort angesiedelt. Das Volk der Cree teilte sich in die Gesellschaft der Waldlandindianer (Woodland-Cree), deren Lebensräume sich mit den Ojibwa-Gebieten überschnitten, und jene der Plains-Cree, welche weiter südlich ein Dasein nach Art der uns vertrauten, büffeljagenden Prärieindianer führten.

Die Ojibwa gehören, wie auch die Woodland-Cree, mit denen sie sich heute weitgehend zu einer Völkerschaft von „Oji-Cree" vermischt haben, zur großen Sprachfamilie der Algonkin. Sie lebten nördlich und südlich der großen Seen in Kanada, im Gebiet von Saskatchewan, Alberta, Ontario und Michigan, bis hin zum heutigen Wisconsin und Minnesota.

Beispiele freundlicher Koexistenz

Die Ojibwa waren ursprünglich ein Erntevolk, das sich hauptsächlich von dem in dieser Gegend wachsenden „wilden Wasserreis" (Zizania aquatica) ernährte. Daneben betrieben sie Jagd und Fischfang, oft gemeinsam mit den Woodland-Cree. Da die feuchten Marschgebiete eine gute Lebensgrundlage boten, wurden sie zum heiß umkämpften Gebiet rivalisierender Stämme, wobei die Ojibwa sich gegen andere von Süden eindringende Stämme behaupten konnten, da sie durch Pelzhandel mit den Franzosen relativ früh in den Besitz von Feuerwaffen gelangten.

Ein glücklicher Umstand, der den Ojibwa und anderen Waldlandindianern Kanadas zu Gute kam, war, dass die große winterliche Kälte und die scheinbare Kargheit ihrer Region, „badlands" genannt, diese für die weißen Siedler lange uninteressant machte. So konnten sie ihre Kultur und Lebensweise zum Teil bis heute gut bewahren. Auch gestaltete sich das Verhältnis der französischen Kolonisten zu den Indianern „zwangsweise" freundschaftlich. Im Pelzgeschäft waren sie nämlich nützliche Partner, die kanadischen Pioniere akzeptierten die Kultur und Lebensweise der „First Nations" und versuchten nicht im gleichen Ausmaß wie die bibelwütigen englischen Pilgerväter, sie zu bekehren. Erst mit dem Vordringen anglikanischer Missionare traten viele Indianer zum Christentum über. Die Cree verloren dadurch die meisten ihrer alten Traditionen.

Ein letzter Zusammenstoß

Die Ojibwa waren meist bemüht, sich aus den Kriegen zwischen Engländern, Franzosen und Amerikanern herauszuhalten und beteiligten sich auch nicht an den später gebildeten Zusammenschlüssen indianischer Stämme. Ob das ein Fehler war, sei dahingestellt. Geschichtlich haben sich die Ojibwa nur noch einmal hervorgetan, als sie sich 1898 eine letzte Schießerei mit US-Soldaten lieferten, bei der es um Holzrechte ging. Nach diesem Geplänkel fanden die Konflikte mit den Amerikanern offiziell ein Ende.

Die Ojibwa sind heute ein stark „französisiertes" Volk, da schon früh weiße Waldläufer Ojibwa-Frauen ehelichten und so ihre Kultur und Sprache in den Stamm einfließen konnte. Diese eingeheirateten Weißen und ihre Kinder werden **„Metis"** genannt. Sie genießen, obwohl sie nur Halbblut-Indianer sind, alle Rechte der „First Nations People" in deren jeweiligen Stammesgebieten.

Zu wenig bekannt sind sicher viele gute Taten, die kanadische „First Nations People" laufend für weiße Einwanderer vollbrachten. Es gab damals noch lange kein geordnetes Wohlfahrtssystem, weshalb kanadische Indianerfamilien oft Waisen oder unversorgte Kinder von Kolonisten ohne Gegenleistung bei sich aufnahmen und großzogen. Man war darüber allgemein froh, denn jeder wusste, dass sie es bei den Indianern gut hatten. Bis das Blatt sich wendete und man den Indianerfamilien zwangsweise auch ihre Kinder entriss, sie in Internate steckte und zu Weißen machen wollte. Heute werden nach Prozessen oft hohe Entschädigungen bezahlt – doch das erfahrene Leid ist unauslöschlich. Der kanadische Premierminister Justin Trudeau brach bei einer Rede über diese Grausamkeiten vor aller Augen in Tränen aus…immerhin eine wohltuende Reaktion der Menschlichkeit.

13. DIE VISION VON KITCHE MANITOU

In ihrer Mythologie nennen sich die Ojibwa selbst „Anishinabe", was so viel bedeutet wie „aus dem Nichts gemachte Menschen". Sie glauben an die göttliche Präsenz von „Kitche Manitou", dem „Großen Geist", der in allem wohnt und aufgrund einer Vision die ganze materielle Welt erschuf. Anders als der patriarchalische, rachsüchtige Christengott des Alten Testaments ist Kitche Manitou aber eine wohlgesinnte Macht der Liebe, die in der „Himmelsfrau" (Skywoman) auch ihr weibliches Gegenstück findet. Diese formte nach einer großen Flutkatastrophe (vergleichbar der biblischen Sintflut!), welche die Welt der übermütig gewordenen ersten Menschen zerstörte, eine neue Erde auf dem Rücken einer Schildkröte. Der Bisamratte war es gelungen, hinab ins tiefe Wasser zu tauchen und eine Pfote voll Sand heraufzuholen. Vom Rücken der Schildkröte aus wurde dieser Sand überallhin geblasen und formte neues Land. Die Ojibwa nennen deshalb Nordamerika auch „turtle" – Schildkröte (wegen seiner Form). Die Bisamratte verehren sie bis heute als Heldin. Schließlich wurden zwei neue Menschen als Mann und Frau geboren, und die „Skywoman" kehrte danach in den Himmel zurück. Bis heute spiegelt sich für die Indianer diese kosmische Urmutter in der weiblichen Kraft des Mondes.

Unsinnig ist dagegen die von vielen Weißen aufgestellte Behauptung, alle nicht „bekehrten" Indianer seien Sonnenanbeter, denn obwohl sie dem „Großvater Sonne" als Sinnbild allen Lebens und der großen „Mutter Erde" als Inbegriff der irdischen und damit menschlichen Fruchtbarkeit ihren Dank erweisen, beten sie diese nicht an. Eine solche Unterstellung ist typisch für europäische Sichtweisen und unseren eigenen, abendländischen Hang zum Götzendienst.

Beseelte Steine und sprechende Trommeln

Wie alle Indianer glauben (besser: wissen) auch die Ojibwa und Cree, dass der Schöpfergeist in jeder Pflanze, jedem Tier, ja selbst in einem Stein zugegen ist. Vergleiche, über die wir „aufgeklärten" Menschen weniger lächeln, sondern über die wir einmal nachdenken sollten. Sie sind nämlich nichts anderes als ein Ausdruck von Respekt und Wertschätzung gegenüber der Schöpfung. Wer es lächerlich findet, dass tote Steine einen Geist besitzen sollen, der möge daran denken, wie sehr wir selbst – gerade in der Medizin – heute an die Technik glauben oder unsere Smartphones „anbeten" – menschliches Machwerk, wie es toter nicht sein könnte. Und auch dem Geist des Geldes ist es mit Sicherheit nicht egal, ob man ihn für gute oder schmutzige Zwecke einsetzt. Belebtes und Unbelebtes ist von einer gemeinsamen Lebenskraft durchdrungen, die untrennbare Verbindungen zwischen allem schafft, was zwischen Himmel und Erde existiert.

Die moderne Wissenschaft beweist es!

Heute weiß man, dass z. B. Titan-Kristalle effektive **Speicher messbarer Bioinformationen** sind. Auch die Indianer verwenden nur ganz bestimmte Steine zu Heilzwecken, von denen es heißt, dass sie „leben“. Schon früh bemerkten Ethnologen, dass die Algonkin-Sprache und andere Indianer-Dialekte eine für uns ungewohnte grammatikalische Besonderheit aufweisen: sie können nämlich Objekte als lebend benennen, gleichsam wie ein drittes Geschlecht. Auf die einfältige Frage eines Wissenschaftlers, ob denn alle Steine für die Ojibwa lebendig seien, entgegnete der befragte alte Mann: „Nein – nicht alle, aber manche sind es!“ [19] Diese Antwort offenbarte nicht nur seine reife, kritische Sichtweise, sie ist auch wichtig für das indianische Medizinverständnis. Im Übrigen existiert diese sprachliche Eigenheit nicht nur bei den Indianern, sondern sie ist Teil des holistischen (ganzheitlichen) Denkens aller Naturvölker, z. B. auch der australischen Aborigines oder afrikanischer Völker. Alle diese Kulturen zeigen (ebenso wie die tibetische) interessante Parallelen zur indianischen Lebensart.

14. HÜTER DES ALTEN WISSENS

Das Entzünden der traditionellen Tabakspfeife stellt für die Indianer eine Verbindung zum „großen Geist“ her, das Rauchen ist zugleich Opfer und Respektsbezeugung, sozusagen ein Telefon nach oben. Solcherart besiegelte Vereinbarungen galten als heilig. Dass Weiße so ehrlos sein konnten, sie zu brechen, war den Indianern anfangs absolut unverständlich.

Teilnehmer an indianischen Heilzeremonien berichteten regelmäßig über „Schüttelzelte“ (siehe im vorigen Abschnitt) oder „tanzende Rasseln“, die sich von selbst bewegen, Anwesende berühren und in der Folge bei den Kranken starke Reaktionen auslösen. (Diese Behauptungen als Lüge abzutun, stünde wohl nur jemandem zu, der selbst dabei war – alle Lästerer waren es nicht.) Solche Utensilien, wie auch die heilige Tabakspfeife oder die indianischen Trommeln, würden Angehörige aller Stämme jedenfalls ohne Zögern als „lebendig“ und beseelt, somit als Träger des göttlichen Geistes bezeichnen. In ähnlicher Weise können sich gute (oder auch negative) Kräfte in Steinen oder beliebigen anderen Gegenständen konzentrieren. Denken wir nur an die altbekannten Geschichten über Unglück bringende Edelsteine, aber auch an den Aufschwung der Lithotherapie (Steinheilkunde).

Die Quantenphysik kann inzwischen die natürliche Strahlung von Edelsteinen objektiv messen. Die aufregenden Erkenntnisse der Biophotonen-Forschung – sie konnte beweisen, dass alle lebenden Zellen Lichtsignale aussenden und so auch miteinander „sprechen“ – habe ich in meinem ersten Buch über die tibetische Kräuterformel Padma 28 ausführlich beschrieben. [20]

Alles ist beseelt

Im Westen nennen Psychologen das Phänomen, auch scheinbar tote Materie als Träger von Lebensenergie zu betrachten „Panpsychismus“ und rücken es oft in die Nähe von Geisteskrankheiten. Dabei ist diese Weltsicht nicht nur logisches Attribut der Schamanen aller Kontinente, sondern war auch Teil des Denkens großer westlicher Philosophen wie Leibniz oder Schopenhauer.

Für viele Energien oder Schwingungen, mit denen Indianer selbstverständlich umgehen, existieren in unserer Sprache gar keine Begriffe, welche sie angemessen beschreiben könnten. Die Gewohnheit unserer Wissenschaftler, alles, was sie nicht verstehen, als Hokuspokus abzutun, ist für die Indianer nur ein Beweis ihrer außerordentlichen Ignoranz: des absoluten Nicht-Wissens. Und ein Grund mehr, Geheimnisse zu bewahren, von denen sie glauben, dass unsere „Experten" sie nicht verstehen, und daher sicher missbrauchen würden.

15. CLANS UND TOTEMS

Das System der Elemente-Clans und der Mineralien-, Pflanzen- und Tier-Totems gab dem indianischen Leben immer eine wichtige Orientierung. Es macht deutlich, dass eine Trennung zwischen Mensch und Natur nicht existiert. Die Geburt eines Menschen bestimmt seine Clan-Zugehörigheit. Wurde man beispielsweise in den Clan der Schildkröte oder des Otters hineingeboren, deutete das auf eine vorhandene Begabung zum Heilen hin. Andere Clans ließen wieder andere Fähigkeiten vermuten, z. B. als Krieger, Jäger, Lehrer oder Anführer. Durch Einweihungsriten wird Kontakt mit dem eigenen Totem aufgenommen, und der Betreffende lernt, wie er sich des Rates und der Hilfe seiner Schutzgeister bedienen kann. Er muss ihnen jedoch auch etwas zurückgeben, indem er sie achtet und seinerseits für ihren Schutz sorgt. Ein Medizinmann bemerkte in einem Gespräch gegenüber seinem Gast: *„Die Weißen haben keine Totems, das ist ihr Problem, denn so haben sie keine guten Ratgeber."*

Wenn Fremde sich trafen, lautete die erste Frage nicht: „Wie heißt du?", sondern „Was ist dein Totem?". Dem gleichen Totem anzugehören, erzeugt ein besonderes Pflichtgefühl und eine Verbundenheit, die viel stärker wirkt, als unsere Verwandtschaftsbande. Die Symbolik der Clans und Totems hielt über Jahrhunderte hinweg die indianischen Gesellschaften zusammen und ist noch heute von grundlegender Bedeutung. Das Schnitzen von Totempfählen und Tiermasken ihrer Clans ist gerade bei den kanadischen Indianern ein sorgsam gepflegtes, wieder auflebendes Handwerk mit großer spiritueller Kraft.

Leitbilder für jeden?

Westliche „Schuster" sollten wohl grundsätzlich bei ihren Leisten – sprich Sonnenhoroskopen – bleiben, doch können die Sinnbilder der Clans und Totems jedem Menschen, der für die indianische Denkweise offen ist, im täglichen Leben eine Hilfe sein. Die Geburt an einem bestimmten Datum eröffnet nach dem indianischen Medizinkreis eine interessante Perspektive des eigenen Lebensweges. So manche Charaktereigenschaft oder Abneigung wird dadurch verständlich und der Umgang damit leichter.

Wie zu erwarten, gibt es allerhand „Medizinrad-Seminare", und die Gefahr, dass auch diese Sache zur esoterischen Spielerei verkommt, ist unvermindert groß. Ich empfehle, sich gründlich aus Büchern indianischer (!) Autoren zu informieren und auf die eigene „innere“ Stimme zu hören. Mehr ist nicht nötig und für uns weiße Kopfmenschen ohne „rote“ Führung auch nicht sinnvoll.

Puma und Wegerich…

Geboren im „Mond der großen Winde“ (Frühling), gehöre ich nach indianischer Erdastrologie zum Frosch-Clan, der wie bei Schildkröte und Otter auf eine Beschäftigung mit dem Thema Heilen (Wasser) hindeutet. Mein Tier-Totem auf dem Medizinrad nach Sun Bear wäre der Puma, ein Raubtier, das seine Freiheit mit Zähnen und Klauen verteidigt. Wer mich kennt, dem kommt das sicher bekannt vor. Meine Totem-Pflanze ist der Wegerich, ein Heilkraut, das sich in meinem Garten überaus heimisch fühlt – na, also …

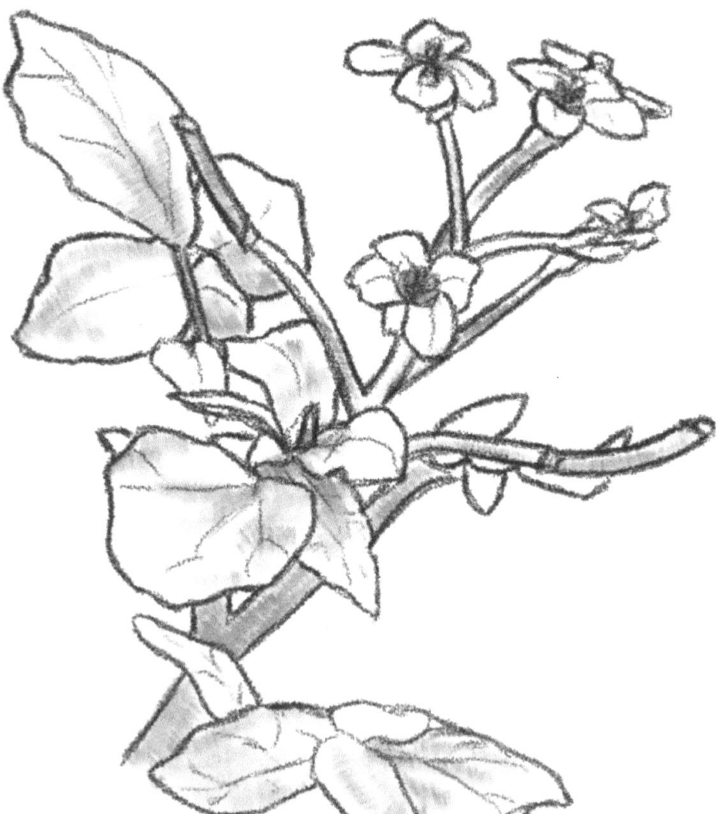

Echte Brunnenkresse - Nasturtium officinale

16. TRADITIONELLE INDIANISCHE MEDIZIN

Der Ausdruck Schamanismus leitet sich vom sibirisch-tungusischen Begriff „saman" her. Es bezeichnet jemanden, der sehr erregt oder „abgehoben" ist. Das Schamanentum ist so alt wie die Menschheit. Schamanen hüten für ihren Stamm religiöse und soziale Traditionen und gelten als Träger großen Wissens und außergewöhnlicher Macht. Dennoch sind sie nicht Herrscher, sondern vor allem Diener ihres Volkes.

Medizinmänner oder Schamanen?

Schamanen genießen bis heute enormes Ansehen und es ist ein Irrtum zu glauben, sie hätten in unserer Welt keinen Platz mehr. Dagegen sind die im Westen üblichen esoterischen Spielereien mit dem Thema Schamanismus nicht nur abzulehnen, sie können für die Beteiligten sogar gefährlich werden. Mir sind in den letzten Jahrzehnten so viele „Eingeweihte" (und auch Opfer derselben) begegnet, dass es ans Lächerliche grenzt. Wo aufgesetzte, übertriebene Liebenswürdigkeit, Profit und geplante Inszenierungen eine Hauptrolle spielen, muss man – wie im Sektenbereich – zu größter Vorsicht raten. Schamanen, die ihre Berufung ernst nehmen, lassen sich darauf nicht ein. Auch Werbung für sich zu machen, hatte ein echter Schamane noch niemals nötig. Schamanen erkennt man überdies nicht „von außen", und ob sie schreien, fluchen oder sich schlecht benehmen, sagt nichts über ihre Fähigkeiten aus. Meist sind sie aber ruhige, in sich gekehrte Menschen, die lieber schweigen als reden.

Schamanismus im Westen

Beim Weltfriedensgebet (Kalachakra) S. H. des 14. Dalai Lama 2002 in Graz war im Rahmen eines Medizinkongresses nicht nur der Apache Reuben Silverbird, sondern auch die sibirische Schamanin Nadja Stepanova geladen. Ihr Auftritt hätte als Zeugnis des „modernen" Schamanismus gelten können.

Einigen Zuhörern erschien ihr Vortrag sicher abenteuerlich, doch mich hat er tief beeindruckt. Nadja Stepanova arbeitet u. a. in Italien mit Ärzten zusammen, und sie berichtete über ihre Erfolge bei medizinisch aussichtslosen Fällen. Dass sie zu diesem Zweck Ahnen und Naturgeister anruft oder glühende Schwerter ableckt, mag den Kranken gleich sein. Ein todgeweihter Säugling wurde mit ihrer Hilfe gesund, und selbst Herzkrankheiten oder Nierensteine konnten den schamanischen Ritualen nicht trotzen. Kommendes Unheil sieht Nadja Stepanova oft voraus und warnt davor. Ihr Resümee war interessant: „Ein Heiler muss Respekt, Mitgefühl und Liebe für die Kranken haben, sonst ist alle Mühe vergebens ...“. Exakt das Gleiche sagen etwa tibetische Ärzte („Amchis“). Die Erkrankung selbst spielt für Schamanen eine untergeordnete Rolle, da sie vor allem bemüht sind, die verlorene Harmonie der kosmischen Kräfte wieder herzustellen. Und so antwortete Nadja Stepanova auf die Frage einer Kongressteilnehmerin, welche Art von Herzleiden sie denn damals behandelt habe, wahrheitsgemäß: „Das war nicht wichtig, ich habe es vergessen...“

„Spinner“ oder Wissende?

Schamanismus findet also anderswo statt? Möchte man glauben. Wir haben in Europa bloß verlernt, unser schamanisches Erbe zu pflegen. Man darf vermuten, dass nicht wenige Berufene sich bei uns in psychiatrischen Anstalten wiederfinden, sofern sie diesem Ruf nicht folgen (können). Zudem gibt es überall positive „Spinner“ – Leute, die alles anders machen (wie der indianische „Clown“ Heyoka) und die einen besonderen Draht zur Schöpfung haben. Im salzburgischen Lungau bewies der „Agrarrebell“ Sepp Holzer, dass so manches geht, was in den Hirnen von Schreibtischtätern nicht sein darf. Er züchtete Kiwis auf der Alm, erntete mitten im Winter Radieschen und säte sein Getreide in den Wald. Heute ist seine Arbeit als „Permakultur“ weltweit anerkannt, und er schaffte es sogar, in staubtrockenen brasilianischen Armenvierteln Gemüsekulturen anzulegen. Seine Lehrmeisterin war die Natur. Er sieht sich bestimmt nicht als Schamane, hat aber wie die Indianer gelernt, der Natur zuzuhören. Die Liste könnte man beliebig um weitere „Originale“ verlängern.

Ich selbst nenne mich manchmal scherzhaft „Alltagsschamanin“, weil ich zwar in nichts „eingeweiht“ bin, aber völlig anders empfinde als durchschnittliche Mitläufer. Ich bemerke und fühle Dinge, die andere ignorieren. Hochsensibilität würde man das heute nennen und es trägt einem oft jede Menge Häme und Spott ein. Schreiben ist ein Weg, sich dagegen zu wehren. Das ist meine Teilhabe am „Großen Geheimnis“ (über einen kleinen Funken davon berichte ich in meinem zweiten Buch über Tibetische Medizin: „Padma – Tibetische Kräutermedizin vom Dach der Welt“, AT-Verlag). Doch dieser spirituelle Anteil schlummert in uns allen. Manche haben den Mut, ihn zu wecken, andere verzichten lieber – zugunsten einer oberflächlichen, rein materiell orientierten Existenz. Diese Art zu leben, scheint aber nur auf den ersten Blick die leichtere zu sein.

17. GEHEIMNISMANN – GEHEIMNISFRAU

Ein korrekter Ausdruck für einen Schamanen, der weitaus mehr tut, als nur Kranke zu heilen, wäre eigentlich: „Mann oder Frau, der bzw. die nach den letzten Geheimnissen sucht". Um jedoch ein echter Schamane, eine echte Schamanin bzw. bei den Indianern ein „Medizinmann" oder eine „Medizinfrau" zu werden, braucht es schon noch etwas mehr: eine Berufung von dritter Seite nämlich – eine Initiation.

Es gibt, wie der Muskogee-Schamane Bear Heart in seinem Buch „Der Wind ist meine Mutter" feststellt, zwei Dinge, die ein Medizinmann niemals von sich behaupten darf. Erstens: dass er „Medizin machen" könne, denn diese existiert ja im Grunde schon. Ein Medizinmann ist nur in der Lage, sie zu finden und die Dinge sinnvoll zusammenzufügen. Zweitens: dass er heilen könne, denn alle Heilung kommt aus der einen höheren Quelle, wie immer wir sie nennen mögen. Medizinmänner und -frauen sind, ebenso wie westliche Ärzte, nur Helfer auf dem Weg zur Gesundung. Die Aussage: „Ich habe jemanden geheilt" ist, so sagen die Indianer, falsch und überheblich. Darum wird ein seriöser Heiler, gleich welcher Herkunft, auch niemals Druck auf den Kranken ausüben oder von vorn herein behaupten, eine Krankheit heilen zu können. Sollten Sie je Gelegenheit haben, sich von einem traditionell-tibetischen Arzt untersuchen zu lassen, werden Sie auf dieselbe Einstellung stoßen, denn gesund werden kann jeder Leidende – mit praktischer und spiritueller Führung – letztlich nur selbst. Die hellsichtige, medizinkundige Klosterfrau Hildegard von Bingen drückte es zu ihrer Zeit so aus: „Der Kranke wird (durch diese Medizin) geheilt werden … nisi Deus nolit: es sei denn, Gott will nicht …" [21] Vielleicht sollte man auch hinzufügen: Es sei denn, der Kranke will nicht – sprich: es ist eben jetzt und hier nicht sein Weg und er ist (noch) nicht reif dafür.

„Medizinfrau oder Medizinmann" (ein Begriff, für den wir keine richtige Übersetzung haben) wird man nicht aus eigenem Willen. Entweder fordert ein praktizierender Schamane den Betroffenen auf, bei ihm in die Lehre zu gehen, oder der Ruf erfolgt im Traum, durch irgendein prägendes Ereignis oder eine schwere Krankheit. Meist löst diese Berufung wenig Freude aus, denn sie ist mit großen Entbehrungen und lebenslangem Studium verbunden. Dazu gehört auch die Visionssuche. Sie hilft dem Kandidaten, sich über seinen Lebensweg und seine künftigen Aufgaben klar zu werden. Es heißt, dass ein Berufener, der dieser Stimme nicht folgt, krank wird oder gar stirbt. Er kann außerdem nicht Medizin für sich selbst und andere finden, sondern muss sich für eines von beiden entscheiden. Viele Schamanen konzentrieren sich auf eine bestimmte Art von Leiden und „überweisen" – genau wie Ärzte – Patienten mit anders gearteten Krankheiten weiter. Vor allem aber muss ein wahrer Schamane lernen, persönliche Krisen zu meistern und sein Ego zurückzunehmen. Am Fehlen dieser Form von Demut kann man Scharlatane in der Regel rasch erkennen. Was immer die Fähigkeiten solcher besonderen Menschen sind: schauen Sie sich etwa Leben und Auftreten des spirituellen Mediums Paul Meek an (überall im Netz zu finden) und lesen Sie die Bücher dieses Mannes, dann werden Sie wissen, was ich meine.

Bescheidenheit war und ist gerade bei den Indianern eine der höchsten Tugenden, ebenso wie die Verschwiegenheit über alles, was ihr Verhältnis „nach oben" – also ihre eigene Religiosität – betrifft.

Der bekannte Ethnobotaniker Christian Rätsch sagte dazu in einem Interview:

„Der Schamane opfert sein Leben den Menschen. Zudem darf man als Schamane oder Schamanin seine Leistungen nicht in Rechnung stellen und muss angstfrei und unkonditioniert leben. Dies sind Eigenschaften, welche ich bei keinem der selbsternannten Schamanen in unseren Breiten jemals auch nur annähernd beobachten konnte." [22]

18. HEILER IN ALLEN BEREICHEN

Was tun bzw. können indianische Heiler nun wirklich? Beruht ihr Erfolg auf dem so genannten Placebo-Effekt, d. h. Einbildung und Glauben, gründet sich ihre Hilfe auf reines Kräuterwissen, sind sie auch fähige Psychologen oder macht all das zusammen ihre „Kunst" aus?

Fast niemand träumt von aller Medizin

Der Lakota-Heiler Lame Deer betonte in Gesprächen immer den Umstand, dass die Arbeit von Indianerschamanen sich nicht auf das simple Heilen von Krankheiten beschränkt. Üblicherweise gab und gibt es bei den Stämmen immer mehrere Spezialisten, denn, so Lame Deer: „Kein Mensch träumt von aller Medizin!" Der Begriff Medizin bedeutet hier nicht nur Heilmittel, sondern umfassende Hilfe. So gesehen gab es auch bei den Indianern „Fachärzte".

Bei den Lakota gibt es etwa den Mann der Kräuter (Pejuta Wicasa), der mit Pflanzen sprechen kann, aber auch eigene Heilkräfte besitzen muss. Ein Priester (Yuwipi) hat die Fähigkeit, bestimmte heilende Steine zu finden. Der Beschwörer (Wapiya) kann auch böswillig und ein Hexer sein. Daneben gibt es den heiligen Clown (Heyoka), der die Menschen zum Lachen bringt oder ihnen einen Spiegel vorhält und alles „andersherum" macht. Und schließlich gibt es den Seher (Waayatan), den Mann der Visionen. Sie alle spielten eine wichtige Rolle im Stammesverband. In jedem Bereich des täglichen Lebens konnte man so Rat und Hilfe erfahren. Unserer Vorstellung eines „Medizinmanns" entspricht am ehesten der „Wicasa Wakan", ungefähr zu übersetzen mit „Heiliger Mann". Nur er beherrscht – als besondere Gabe – all diese Künste in Vollendung. Er ist „eins mit allen Dingen", sucht die Stille und Abgeschiedenheit, muss aber seiner Berufung, anderen Menschen zu helfen, absolut folgen. Ansonsten kann es sein, dass „die Geister" ihn bestrafen, denn wer sich um Macht bewirbt, muss sie auch zum Wohle anderer Menschen einsetzen. [23]

Wie Schamanen heilen

Wer sich je entschlossen hat, an einer schamanischen Heilzeremonie teilzunehmen, musste als Erstes lernen, westliche Sichtweisen und Erwartungen über Bord zu werfen. So wenig wie tibetische Ärzte, wollen indianische Heiler Befunde oder Röntgenbilder sehen. Sie holen den Kranken dort ab, wo er gerade steht – als spirituelles, hilfesuchendes Wesen, mit allen Fehlern und „Sünden", ohne Wenn und Aber. Doch sie führen ihn auch zu schmerzhaften Einsichten. Wer das nicht will, ist bei jedem Schamanen oder Medizinmann dieser Erde fehl am Platz. Das unterscheidet sie nämlich von der ständig wachsenden Menge esoterisch angehauchter „Experten", die so gut wie immer einen Kult um die eigene Person treiben und uns mit ihrem gut bekannten Zahnpasta-Dauerlächeln aus einschlägigen Werbeanzeigen angrinsen. Worum es dabei geht: Geld natürlich – gute Verdienste auf Kosten verzweifelter Menschen, die Hilfe und Orientierung suchen. Besonders schlimm ist, dass vielen, die psychologische Hilfe brauchen, sogar weisgemacht wird, sie seien selbst „zum Heilen berufen", sofern sie nur den Kurs X, das Event Y oder gleich eine ganze „schamanische Ausbildung" bei einem oder einer dieser Dauerlächler(innen) absolvieren: nicht gratis selbstverständlich. So funktioniert nämlich das „System".

Schon der Ojibwa-Heiler Sun Bear warnte vor jeder Dogmatisierung. Davor, zu glauben, dass z. B. ein bestimmtes Fachwissen über Kräuter ausreiche, um damit zu heilen. Gleichzeitig betont er, dass kein Mittel (auch kein chemisches) von sich aus „schlecht" sein muss. Wichtig ist der Umgang damit, und dass der Kranke bereit ist, selbst Verantwortung für sein Leben zu übernehmen. Wenn sich ein Heiler entschließt, bestimmte Rituale durchzuführen (eine Krankheit symbolisch auszusaugen, Lieder zu singen oder die „verlorene Seele" des Kranken zurückzuholen), dann tut er dies zur Bekräftigung jenes Bandes, das uns alle mit dem „Großen Geist", der allgegenwärtigen Heilkraft, verbindet. Dies sind überaus wirksame Rituale. Einen müden Abglanz davon nutzen westliche Ärzte, wenn sie weihevoll den Rezeptblock oder das Skalpell zücken und damit schulmedizin-gläubigen Patienten das Gefühl geben, Hilfe sei nahe.

Dass es wirklich stimmt, zeigten Versuche mit Scheinmedikamenten (Placebos) und sogar Scheinoperationen, nach denen die Patienten sich genauso gut und schnell von ihrer Krankheit erholten wie bei echten Eingriffen. Mit dem Unterschied, dass die Erfolge schamanischer Zeremonien meist dauerhaft sind, Placebo-Effekte dagegen nicht bzw. nur so lange, bis der Kranke die Wahrheit erfährt. Eine epidemiologische Studie unter Indianern der Provinz Saskatchewan ergab, dass durch indianische Peyote-Heilzeremonien Alkoholiker in 99 Prozent der Fälle dauerhaft entwöhnt wurden. Von solchen Erfolgsquoten können unsere Drogenhilfe-Zentren nur träumen. [24]

Keine Psychotricks

Schamanismus zu begreifen heißt auch, den Gedanken zu begraben, er würde nur auf billigen Psycho-Effekten beruhen. Indianer halten etwa hypnotische oder spirituelle Techniken für sehr gefährlich, sobald sie in die Hände von Menschen gelangen, an deren gutem Charakter gezweifelt werden muss. Vor allem die weiße Sekten- und Esoteriklandschaft betrachten sie sehr distanziert. Indianische Heiler und Heilerinnen vergessen nie, dass jeder Mensch seinen eigenen Weg und seine Bestimmung hat. Sie zu manipulieren, lehnen sie vollkommen ab.

Westliche Psychotherapeuten folgen tatsächlich nicht ungern dieser Schiene, so ehrlich darf man sein. Sie glauben, jede Krankheit und jedes Problem analysieren und „deuten" zu können. Bleibt eine Heilung aus, wird die Schuld auf mangelnde „Mitarbeit" des Patienten geschoben. Und öfter, als man zugibt, kommt es hier zu psychischer Abhängigkeit statt seelischem Wachstum. Menschen, die jahrelang zur Psychotherapie oder in diverse Ratgeberseminare laufen, sehen – wie die Autorin Susanna Tamaro so treffend schreibt – meist nicht aus „wie Sonnenblumen, die ihr Antlitz der Sonne zuwenden", sondern eher, „als seien sie von Schlingpflanzen befallen ..." [25] Indianische Medizinmänner und -frauen belächeln diese westliche Psychoakrobatik. Demgegenüber haben ihre alten Riten, die eine Vielzahl therapeutischer Effekte auslösen, den Stammesverbänden über Jahrtausende hinweg die körperliche und seelisch-geistige Gesundheit bewahrt.

Dienen, nicht herrschen

Echte Schamanen und Heilkundige sind, wie bereits erwähnt, Diener und keine Herrscher. Sogar die westliche Psychologie hat mittlerweile erkannt, dass eine altruistisch-dienende Haltung als Anzeichen für seelische Gesundheit zu werten ist. Je gesünder ein Mensch, umso stärker seine Tendenz, ganzheitlich zu agieren, gesellschaftlich sinnvoll zu leben und zu arbeiten. Immer an sich selbst zu denken ist die beste Garantie, krank zu werden und es auch zu bleiben.

Wie also heilen Schamanen wirklich? Man könnte darauf mit einem Zitat aus dem Film Das Lied von Bernadette antworten: „Wer glaubt, für den ist keine Erklärung nötig – wer nicht glaubt, für den ist keine Erklärung möglich ...".

Wer tatsächlich gesund werden will, den wird es nicht kümmern, ob das, was ihm Heilung bringt, „wissenschaftlich belegt" ist. Unsere Prüfungsmanie ist ja nur notwendig, weil eine forschungs- und wirtschaftsvernetzte Medizin ständig danach strebt, irgendwelche Gifte und fragwürdigen Eingriffe in den Körper als „neue“ Heilmittel anzupreisen. Überall sonst würden schlichte Erfahrungswerte als Beweis der Wirksamkeit ausreichen. So war und ist es bei den Indianern, aber auch den Tibetern, den australischen Ureinwohnern und anderen „First Nations“ dieser Erde. Immer verfügten sie über eigene, nahezu perfekte Naturheilsysteme, bevor „zivilisierte“ Invasoren darangingen, ihr Kulturgut zu unterwandern oder gar auszulöschen.

19. DAS MEDIZINRAD

In allen Kulturen dieser Welt findet sich der Kreis als Sinnbild für Geschlossenheit, Tradition und den Fluss natürlicher Energien. Alles im Universum verläuft zyklisch: der Wechsel der Jahreszeiten, der Lauf der Gestirne, alles tierische und menschliche Leben. Der Medizinkreis ist eine Verkörperung von Werden und Vergehen, ein Symbol für Ende und Neuanfang.

Ob wir nun keltische Jahreskreisfeste, das tibetische „Rad der Zeit", genannt „Kalachakra" oder das indianische Medizinrad betrachten: sie spiegeln den immerwährenden Fluss des Lebens. Alles ist in Bewegung und verändert sich. Nur Stillstand bedeutet Tod.

Ein Symbol für geistig-seelisches Wachstum

Das indianische Medizinrad ist ein magischer Regelkreis, der die gesamte Schöpfung umfasst. Im Alltagsleben zeigte sich seine Symbolik zum Beispiel im kreisförmigen Anlegen der Zelte und Behausungen, in der runden Trommel oder im Kreis der Schwitzhüttenzeremonie („sweat lodge" / inipi). Auch bei Beratungen saß man im Kreis um ein Lagerfeuer, und Tänze wurden immer kreisförmig getanzt. Für unsere gestressten Kinder und Manager haben wir in Europa bald das Ausmalen von Mandalas entdeckt, weil es angeblich die Nerven beruhigt, andere – wie mich – würde es eher nerven, so „unfrei" zu malen…

Das ganze menschliche Leben von der Geburt über die einzelnen Lebensphasen bis zum Tod und zur erneuten Wiedergeburt ist ein ewiger Kreislauf. Jedem Bereich des Medizinrades sind daher bestimmte Himmelsrichtungen und ihre Hüter, bestimmte „Monde" (Jahresabschnitte), Pflanzen, Tiere, Steine oder Elemente zugeordnet. Sie dienen als reiche Informationsquelle dafür, wie ein Mensch leben und sich entwickeln kann, indem er alle Stationen des Rades durchwandert. Für jemanden, der um diese Geheimnisse weiß, ist die Erde, wie der Ojibwa-Medizinmann Sun Bear sagt, „ein magischer Ort und der Ursprung unerschöpflichen Staunens". [26]

Der indianische Medizinkreis ist unter anderem ein Symbol dafür, dass der Mensch nicht durch seine Geburt auf eine bestimmte Position festgelegt wird, sondern dass er auch Stärken und Schwächen der anderen Bereiche des Rades in sich trägt. Der Kreis ist eine Aufforderung an jeden von uns, im Leben nicht stehen zu bleiben, sondern durch Austausch mit anderen Menschen und der Natur zu lernen und zu wachsen. Dies gilt besonders für die Bewältigung von Krankheiten und Leid.

Ökologische Regelkreise

Lange bevor unsere Wissenschaft es „entdeckte", kannten die Indianer bereits die ökologischen und biologischen Gesetzmäßigkeiten. Ihnen war klar, dass jede Störung eines dieser „Räder" auch die anderen Kreise beeinflusst und so die Harmonie der Schöpfung durcheinander bringt. Das gilt überall in der Natur, ebenso beim Menschen. Wenn wir nicht mehr im Gleichgewicht sind, treten Krankheiten auf. Diese zeigen sich meist zuerst auf der körperlichen Ebene, doch physische Leiden entstehen eigentlich zuerst im Geist (Denken und Einstellung) und im seelischen bzw. spirituellen Bereich (Disharmonie mit dem höheren Selbst). Die Erkenntnis zeigt, dass alles mit allem verbunden ist: die Natur, der Mensch und das Universum.

Würde man ein Medizinrad für den Menschen in vier Sektoren gliedern, ergäbe sich folgendes Bild:

1. das körperliche Selbst (body) – physischer Körper
2. das mentale Selbst (mind) – Geist = Tagesbewusstsein und Denken
3. das emotionale Selbst (emotion) – Gefühlsbereich
4. das spirituelle Selbst (spirit) – Seelenkörper

Ist auch nur eines dieser Viertel gestört, ist das „Rad Mensch" nicht mehr heil, sprich gesund und harmonisch. Es bedarf also eines Ausgleichs. Eine sinnvolle Medizin sollte hier möglichst ganzheitlich (= holistisch, d. h. auf allen Ebenen) wirken. Die indianische Neun-Kräuter-Essenz, um die es in diesem Buch geht, ist somit ein Gesundheitsmittel, das diese Anforderungen bestmöglich zu erfüllen scheint.

Aufgeschlossene Ärzte kennen ja sehr wohl die Zusammenhänge zwischen grob- und feinstofflichen Energien. Ganzheitliche Behandlung bedeutet immer, den Patienten als hilfesuchendes Wesen mit eigenen Gedanken und Gefühlen zu respektieren. Nicht nur der Körper muss behandelt werden, sondern vor allem die Seele und der geistige Bereich verlangen Unterstützung.

Die Medizin der Zukunft wird eine allumfassende sein müssen. Wenn heute so viele Kranke zu echten Quacksalbern und fragwürdigen Heilern laufen, dann deshalb, weil sie sich von diesen mehr Zuwendung und Aufmerksamkeit erhoffen, als unser moderner Medizinbetrieb sie bietet. Aktives Zuhören und die Anteilnahme an den Problemen eines Kranken, zeigt bisweilen mehr Heilwirkung als alle Arztbesuche und Medikamente zusammen – so viel wissen wir.

20. DIE MIDEWIWIN

In den Legenden der Ojibwa erhielten die „Anishinabe“ auch ihr medizinisches Wissen von Kitche Manitou. Er hatte Mitleid mit seinen kranken Kindern und sandte den Lehrer Nanabush (Nanaboshu) mit dem Geschenk der Medizin hinab auf die Erde. Dieser suchte sich einen jungen Mann, Odaemin, den er zum ersten „Medizinmann“ ausbildete. Zu Ehren des Schöpfers wurde die Heilkunst von da an ständig gepflegt und weiterentwickelt. [27]

Hüter der Traditionen

Die Medizinmänner und -frauen der Ojibwa und Cree kamen nun regelmäßig zusammen, um voneinander zu lernen und ihr Wissen auszutauschen. Da die Menschen aber nach wie vor oft krank wurden, machte man sich Gedanken, wie diese Leiden durch ein gutes und „richtiges“ Leben vermieden werden könnten (eine erste Form wirklicher Vorsorgemedizin!). Diese neue Tradition wurde durch regelmäßige Zeremonien und Rituale gepflegt. Die Medizinkundigen waren Vorbilder für das Volk und hatten dafür zu sorgen, dass ihr Wissen nur zum Guten verwendet wurde. Das Zelebrieren dieses Geschenkes der Heilkunst wurde bekannt als „Midewiwin“ (von: mino = gut und daewaewin = von Herzen kommend). Eigentlich bedeutet der Ausdruck einfach „Klang“ und meint damit den Klang der Trommeln und Rasseln, welche für die Zeremonien verwendet wurden. Die Mitglieder dieser Vereinigung, die bis heute weiterbesteht, heißen „Mides“ (Einzahl: Mide).

Anfangs galten Pflanzenwissen und vorhandene Heilkräfte als Voraussetzung für die Mitgliedschaft, später wurde auch ein guter, ehrenvoller Charakter verlangt (wäre das doch unter Medizinern und Therapeuten heute auch so ...).

Männer mussten eine Vision erlangt haben, für Frauen war das nicht Bedingung, da ihre Fähigkeit, zu gebären und Leben weiterzugeben, einer Vision gleichgestellt ist (ein wunderbar respektvoller Ansatz). Von da an durfte nur noch Mitglied werden, wer dazu eingeladen wurde. Niemand konnte selbst darum bitten. Die Lehre als künftiger Mide umfasst dem Vernehmen nach vier Stufen oder Grade. Sie zu erreichen wird dem Anwärter nicht leicht gemacht. Wer die Stufen schließlich alle erfolgreich durchlaufen hat, zählt zum inneren Kreis und gilt als wahrer Meister.

Nur er oder sie darf gewisse heilige Rituale und Zeremonien durchführen. Mides folgen dem „Pfad des Bären“, und die stärksten, von ihnen kreierten Vorsorge- und Heilmittel werden auch „Bärenmedizin“ genannt. Dazu zählen vor allem die hochwirksamen, geheimnisvollen „Zaubertränke“ aus Wurzeldrogen, Kräutern, Rinden, Algen, oder Moosen und Pilzen, deren Zusammenstellung allein in den Händen berufener Mitglieder liegt – ein solches Mitglied, eine Medizinfrau namens Weiße Schwalbe, war, all meinen Recherchen zufolge, letztlich die Rezeptgeberin der 9 Kräuter-Essenz bzw. „Original Indian*Essence“.

Die heilige Zahl Neun

Die Zahl neun ist (neben der vier) nicht nur für die indianischen Schamanen eine magische Zahl. Sie ist auch die „heilige Zahl des Göttlichen“ (Braman) und heißt in der jüdischen Zahlenmystik (Kabbala) „Weisheit des gelebten Wissens“. Die Quersumme jeder Multiplikation mit neun ergibt immer wieder neun. Die indianischen Tipis werden oft von neun „Pools“ (Zeltstangen) gehalten, jede besitzt eine eigene Symbolik. Sie sollen nach Aussage einiger „Elders“ für Lernfähigkeit, Respekt, Bescheidenheit, Glück, Ehrlichkeit, Glaube, Dankbarkeit, Heilung und Liebe stehen.

Für die Indianer bedeutet Liebe vor allem, andere Menschen so zu nehmen, wie sie sind, niemanden verbessern oder ändern zu wollen. In der christlichen Tradition würden wir von „Agape“ sprechen. Sie ist zugleich die höchste Form „weißer Magie“ und die Grundlage jeder Heiltradition. Die Vereinigung von neun Ingredienzen in einer Tee-Essenz ist wesentlich, da der Überlieferung nach genau diese spirituelle Energie das besondere Schwingungsmuster des „heiligen Trankes Utinam“ ausmachen soll. Man kann natürlich als aufgeklärter Mensch sagen, das sei alles irrelevant, aber ob es so ist, entscheidet allein die Erfahrung.

Lebendige Heiltraditionen in aller Welt

Aus der Tradition buddhistischer Ärzte in Tibet, Nepal, Indien, der Mongolei und anderen asiatischen Ländern wissen wir, dass sie es ähnlich halten: Ihre Heilzeremonien begleiten sie in der Regel mit Gebeten und dem Rezitieren von Mantras (Gebetsformeln und Gesänge). Einige Heilmittel werden bei ihrer Herstellung dem Sonnen- oder Mondlicht ausgesetzt, dies zu bestimmten Zeiten und Planetenstellungen. Dennoch hört auch S.H. der Dalai Lama nicht auf, unermüdlich zu betonen, dass die tibetische Medizin auch unabhängig von diesen Ritualen wirksam ist. Mehr dazu können Sie bei Interesse in meinen beiden Büchern darüber nachlesen. Die Aufklärungsarbeit einer kleinen Schweizer Firma und weltweit durchgeführte Forschungen haben inzwischen bewiesen, dass alte Traditionen Heilwissen in sich bergen, das auch modernsten Nachweismethoden standhält. Würde man die Medizintraditionen weiterer Völkerschaften untersuchen (etwa in Australien, Neuseeland oder Hawaii), käme man sicher zu ähnlichen Ergebnissen.

Für mich war es schon immer faszinierend, den Spuren dieser Verbindungen und Parallelen zwischen Heilsystemen unterschiedlicher Kontinente und Völker zu folgen. Dabei fällt auf, dass gerade die nordamerikanischen Indianer seit jeher am stärksten darum bemüht waren, ihr altes Wissen zu schützen und keinen „Ausverkauf" mit ihrer Spiritualität zu betreiben. Bei Indianern ist es auch nicht üblich, etwas für ihre Rituale in Rechnung zu stellen – man hat das Glück, zu solchen eingeladen zu werden oder eben nicht und dankt dann mit verschiedenen Gaben. Man darf als Weißer natürlich auch darum bitten, aber ob die Erlaubnis dazu erteilt wird, ist niemals sicher.

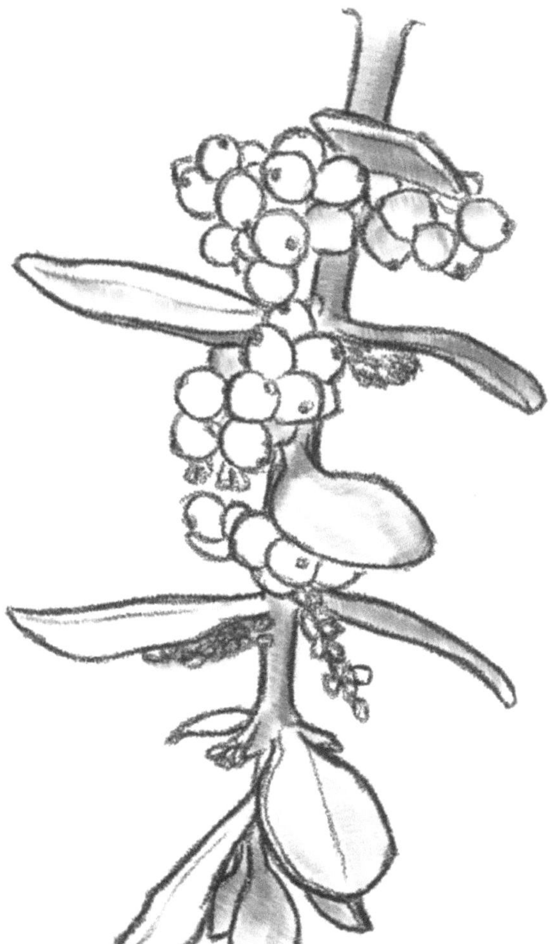

Mistelkraut - Phoradendron flavescens

21. DIE 9 KRÄUTER-ESSENZ – EIN GESUNDHEITSELEXIER

Seit ältester Zeit waren die nordamerikanischen Ureinwohner, in Kanada heute „First Nations People“ (Einwohner der ersten Stunde) oder einfach „First Nations“ genannt, im Besitz eines überaus komplexen Heilwissens. Nur ein kleiner Bruchteil davon gelangte jemals in weiße Hände.

Heilgeheimnis der First Nations People

Wem verdanken wir etwa unser Grundwissen über die Anti-Baby-Pille? Richtig – es ergab sich aus einem „Tipp“ pflanzenkundiger Indianer, denn für sie war Empfängnisregelung noch nie ein Tabu, wegen ihrer Lebensumstände sogar pure Notwendigkeit. Immer war ihr gesamtes Wissen untrennbar verbunden mit ihrem Glauben an den „Großen Geist“ („Manitu = Creator“) und ihrer tiefen Überzeugung, der Mensch sei verpflichtet, achtsam mit den Geschenken der Schöpfung umzugehen. Das Wort „Manitu“ benutzten sie nur ehrfurchtsvoll während ihrer traditionellen Gebete und Riten. Ansonsten verwendete man Umschreibungen. Dass dieses Grundbedürfnis in allen Völkern vorhanden ist, zeigt deutlich unser eigenes christliches Gebot: „Du sollst den Namen des Herrn nicht achtlos aussprechen!“ Wir haben alle dieselbe Religion (d. h. Bindung an einen Schöpfer) und im Innersten den Wunsch, Teil eines liebevollen Ganzen zu sein, das uns schützt und nährt.

Auf den Schwingen des Adlers

Wie in den äußerst facettenreichen indianischen Sprachen üblich, umschrieb man auch ein seit langer Zeit existierendes „göttliches Heilmittel“ den Weißen gegenüber nur in symbolhafter Art und Weise. Die Ojibwa-Indianer nannten es „Auf Adlers Flügeln schwingendes Lebenselexier“, die Cree-Indianer „Heiliger Trank“ und die Sarcee- oder Stoney-Indianer „Göttliche Harmonie“. Den tiefen Sinngehalt dieser Bezeichnungen kann der westliche Mensch nur ansatzweise erahnen oder interpretieren.

Selbst nennen manche Indianer dieses „geheimnisvolle“ Getränk „Utinam“ = Manitu umgekehrt ausgesprochen. Das geschieht aus Ehrfurcht, weil es – wie schon erwähnt – respektlos wäre, den „Creator“ oder „Großen Geist“ ohne entsprechenden Anlass beim Namen zu nennen. In Gesprächen benutzten die „First Nations“ für ihren heiligen = heilenden Trank meist nur die schlichte Bezeichnung „Indian Essence“ (indianische Tee-Essenz). Um dieses „Lebenselexier“ rankten sich abenteuerliche Geschichten, und so mancher gab vor, das genaue Rezept zu kennen. Die Indianer schienen gleichsam ein Schweigegebot erlassen zu haben, das in der Regel befolgt wurde.

Wo alles seinen Anfang nahm...

Eine interessante und sehr detaillierte Schilderung der Umstände, wie ein Vorläufer des später als Utinam bekannten Kräutertrankes, mit Namen „Essiac“ in die Hände einer kanadischen Krankenschwester gelangte, wie sie damit experimentierte und vielen Kranken Heilung brachte, finden Sie in dem Buch von Melanie Jebauer „Krebs heilen mit indianischen Kräutern“ (erschienen in diesem Verlag). Ich versuche hier im Folgenden nur einen Gesamtüberblick über ihr Wirken zu geben:

22. SCHWESTER RENEE CAISSE UND ESSIAC

Unter dem Titel „Cancer Hope Reborn“ (Neue Hoffnung bei Krebs) veröffentlichte die kanadische Zeitung Vancouver Sun im Mai 1992 eine sensationelle Story über ein altes indianisches Naturheilmittel. Es handelte sich dabei um eine geheimnisvolle Kräuter-, Wurzel- und Rindenmischung und um die Arbeit der Krankenschwester Renée M. Caisse aus Bracebridge, Ontario (ich wähle hier die korrekte französische Schreibweise ihres Namens). Diese gütige Frau opferte in den 20er Jahren selbstlos sehr viel Zeit für die Sterbebegleitung von Schwerstkranken.

Zufall oder fällt uns etwas Gutes zu?

1922 berichtete eine 80-jährige Patientin, die von Schwester Renée gepflegt worden war, wie sie seinerzeit von ihrem Brustkrebsleiden geheilt wurde. Praktisch in letzter Not habe ihr damals ein Indianer vom Stamm der Ojibwa ein „Geheimrezept“ aus vier Kräutern übergeben und ihr verraten, wie dieser Heiltrank richtig zubereitet wird. Sehr bald sei sie dann auf wundersame Art und Weise von ihrem Krebs geheilt worden. – Hier sollte zugleich erwähnt werden, dass dieser Indianer ziemlich sicher kein Schamane bzw. Medizinmann war und mit der Preisgabe seines bruchstückhaften Wissens in den Augen seiner Stammesgenossen wohl einen Verrat an den strengen Traditionen beging.

Als Zeichen ihrer Dankbarkeit für die damalige Heilung übergab diese Patientin nun ihr Geheimrezept an Renée Caisse weiter. Schwester Renée sammelte daraufhin selbst die benötigten Pflanzen und heilte 1924 mit diesem Mittel ihre an Magen- und Leberkrebs erkrankte Tante, die von Schulmedizinern bereits aufgegeben worden war. Sie lebte danach noch 21 Jahre. Der behandelnde Arzt, Dr. R. O. Fischer aus Toronto, war von diesem Erfolg so beeindruckt, dass er den Heiltrank weiteren Patienten verabreichte. Sehr viele wurden gesund, und die Kunde über den „indianischen Wundertrank“ verbreitete sich wie ein Lauffeuer.

Die zahlreichen Heilerfolge von Schwester Caisse blieben auch den Medien nicht verborgen. Von Küste zu Küste berichteten Zeitungen, Zeitschriften und Magazine über diesen heiligen Wundertee. Immer mehr Ärzte in den USA und Kanada sandten ihre sterbenskranken Patienten zu Renée Caisse, die mit dieser einfachen Formel, bestehend aus Klettenwurzel, Kleinem Ampfer, Ulmenrinde und Rhabarberwurzel, in selbstloser Art und Weise Tausenden von Kranken das Leben retten konnte. Sie nannte ihren Tee „Essiac“ (ihr eigener Name rückwärts ausgesprochen), in Anlehnung an den sagenumwobenen (jedoch unbekannten) Kräutertrank „Utinam"; diese Bezeichnung wollte sie aber aus Respekt vor den Indianern nicht verwenden. An der Absicht, ihre Entdeckung als Heilmittel gegen Krebs zu etablieren, schieden sich rasch die akademischen Geister.

Essiac als Stein des Anstoßes

Über ihrem Wunsch, die Anerkennung von Essiac als Krebsheilmittel zu erwirken, ignorierte Renée Caisse lange Zeit, dass die breite Ärzteschaft ganz offensichtlich wenig Interesse daran hatte, sich von einer „dahergelaufenen Krankenschwester aus Kanada" ins wissenschaftlich untermauerte Handwerk pfuschen zu lassen. Damals wie heute wurde und wird es von der universitären Medizin samt Chemiekonzernen nicht gerne gesehen, wenn Nichtärzte mit „Außenseitermethoden" unleugbare Heilerfolge erzielen. Dazu kam, dass Schwester Caisse hilfesuchende Patienten ohne Ansehen der Person und mittellose Kranke sehr oft umsonst behandelte. Sie konnte sich auch nicht entschließen, die genaue Zusammensetzung ihrer selbst erprobten Teemischung bekannt zu geben. Zu Recht befürchtete sie, ihre private Dokumentation würde in irgendeiner Schublade verschwinden und das Rezept vereinnahmt werden.

Ab 1930 kam es zu einer regelrechten Basisbewegung für Renée Caisse und Essiac, die schließlich in einer von 55 000 Personen unterzeichneten Petition für die Zulassung von Essiac an die Regierung in Ontario gipfelte. Die Eingabe wurde jedoch abgeschmettert. 1939 stellte eine eigens zur Untersuchung alternativer Krebsheilmittel eingerichtete Forschungskommission offiziell fest, dass Essiac – obgleich es Tausenden von Kranken nachweislich geholfen, viele sogar vor dem Tod gerettet hatte – in Versuchen keinerlei Wirkung gegen Krebs erkennen lasse. Schwester Caisse sah schließlich ein, wie sinnlos es war, gegen die bürokratischen Windmühlen anzukämpfen, und zog sich 1941 völlig aus der Öffentlichkeit zurück. 1978 starb sie im Alter von über 90 Jahren. Erstaunlich ist, dass es ihr selbst mit diesen vier Basiskräutern gelang, unzählige Krebspatienten zu heilen. Viele ihrer Unterlagen blieben leider nach dem Tod von Schwester Caisse verschwunden. Im November 2000 wurde im „Totem Pole Park" in Bracebridge (www.bracebridge.com) zum Gedenken an Renée Caisse eine Bronze-Büste enthüllt, die dort besichtigt werden kann.

Die Geschichte um Essiac wurde von zahlreichen Firmen und Interessenten weiter gesponnen, Patente wurden angemeldet, und zahlreiche Vertreiber behaupteten daraufhin, im Besitz des „echten" indianischen Heiltees zu sein. Was schon deshalb nicht stimmen konnte, weil niemand daran dachte, an die Quellen zu gehen und die Indianer selbst über ihr Lebenselexier „Utinam“ zu befragen. Und wozu auch? Um sie etwa am finanziellen Erfolg zu beteiligen? Dies kam damals für niemanden in Frage. Interessant, aber kaum verwunderlich ist, dass die Heilerfolge von Renée Caisse unter „wissenschaftlichen Bedingungen“ nie mehr erreicht werden konnten. In den 80er Jahren stellte das National Cancer Institute in Maryland nochmals fest, Essiac zeige keine nennenswerte Anti-Tumor-Aktivität. Wer allerdings weiß, unter welch abstrusen Voraussetzungen viele Studien ablaufen und wie viel Manipulation bei so genannten wissenschaftlichen Nachweisen oft im Spiel ist, kann sich eine eigene Meinung bilden. Natürlich darf man nie vergessen, dass die Atmosphäre ihrer „Klinik“ und die liebevolle Ausstrahlung der Person Renée Caisse sicher einiges zu ihrem Erfolg beigetragen haben. Auch chemische Mittel wirken in der Hand einfühlsamer Ärzte nachweislich besser, sind aber deswegen keine Placebos. Original Essiac-Tee ist in den USA, Kanada oder Europa immer noch leicht zu bekommen (siehe im Anhang).

23. EIN WIRKLICH ECHTER INDIANERTEE

Wenn Sie in den Genuss der vollen Wirkung eines qualitativ hochwertigen, echt indianischen Teerezeptes kommen möchten, probieren Sie die Kräuter-Formel („Original Indian Essence") aus neun perfekt aufeinander abgestimmten Ingredienzen und urteilen sie selbst. Feinstofflich gesehen, soll diese Rezeptur auch mit den positiven Schwingungen seiner indianischen Rezeptgeber aufgeladen worden sein, was aus der Sicht der Indianer genauso wichtig ist, wie das biologische Profil der einzelnen Pflanzen. Eine Tatsache, deren Bedeutung unserer konventionellen Medizin natürlich gleichgültig ist, was keinen Anwender stören soll. Bis diese Tee-Formel der Allgemeinheit in geprüfter Form zugänglich gemacht werden konnte, war es ein mühevoller Weg. Gegangen sind ihn, soweit man das nachverfolgen kann, eine engagierte Journalistin, die namentlich nicht mehr genannt werden will, und ihr inzwischen verstorbener Mann. Sie sollen den Spuren der Wissenden und späteren Rezeptgeber von „Utinam" gefolgt sein – einigen Elders bzw. weisen Schamanen der First Nations People Ojibwa und Cree. Da es eine große Anzahl von „Originalrezepten" und zweifelhafter Tee-Produkte auf dem Markt gab, deren Hersteller behaupteten, es handle sich um echte indianische Rezepte, wurde die Reise für sie sehr interessant. Mehr dazu kann man noch in der ersten Ausgabe meines Buches nachlesen (auf dem regulären Buchmarkt vergriffen). Heute kann ich mich für einige damalige Fakten nicht mehr im Detail verbürgen, da Recherchen teilweise im Sand verlaufen.

Alten Traditionen auf der Spur

Die Indianer des ganzen amerikanischen Kontinents verfügten – aus westlicher Sicht – über eine ausgesprochen gesunde Misch- und Vollwerternährung. Sie lebten nicht nur vom Fleisch ihrer Jagdtiere. Mit geradezu genialen Methoden betrieben die Indianer des Nordens im Winter auf den zugefrorenen Seen ihr Eisfischen. Im Sommer aßen sie grüne Pflanzen und Gemüse, vermutlich ebenso die Reste der Kräuter, Wurzeln und Baumrinden, die nach der Zubereitung diverser Heilmittel durch ihre Medizinkundigen zur Verfügung standen.

Zu jener Zeit gab es noch keine „Zivilisation", weder Ortschaften mit Ärzten noch irgendwelche Einrichtungen der Gesundheitsversorgung. Trotzdem wussten die indianischen Medizinfrauen und -männer, wie Krankheiten und Verletzungen inmitten der Wildnis zu behandeln waren. Während der langen Winterabende wurden das Wissen und die Erfahrungen der Heilerinnen und Heiler rund um das offene Feuer ausgetauscht. Sogar schlimmste Verletzungen brachten die Indianer problemlos zur Ausheilung, wie Armeeberichterstatter oft verwundert feststellten. Selbst ausgefeilte chirurgische Eingriffe gehörten zu ihrem Heilwissen.

Im Überleben sahen sich die indigenen Völker erst durch die von den weißen Eroberern eingeschleppten unbekannten Seuchen wie Masern, Grippe, Cholera, Tuberkulose, Syphilis oder Pocken ernsthaft bedroht. Ihnen fielen ganze Stämme zum Opfer, weil sie dagegen keine natürlichen Abwehrkräfte besaßen. Doch selbst dieses Schicksal sahen sie als Herausforderung an, sich den neuen Gegebenheiten zu stellen, wozu auch das „Finden“ entsprechender Medizin gegen diese unbekannten Krankheiten gehörte. Damals wie heute denken die Indianer stets über die zentralen Fragen von Gesundheit und Krankheit nach. Ihre Medizinmänner und -frauen kreierten Gesundheitsmittel, die Körper, Geist und Seele unterstützen und diese in ein neues Gleichgewicht bringen. Das Wissen um die so entstandenen pflanzlichen Heiltränke und Geheimrezepte wurde nach strikten hierarchischen Regeln von den Alten auf ihre jüngeren Nachfolger bzw. innerhalb von Medizingesellschaften übertragen. Eine Weitergabe von Bruchteilen dieses Wissens an Stammesfremde kommt bis heute nur in Frage, wenn sich der Interessent nach eingehender Prüfung als würdig erweist. Von Weißen nahm (und nimmt) man dies eher selten an.

24. MEDIZINFRAU WHITE SWALLOW

In Wanuskewin bei Saskatoon ermöglichte der Häuptling der Cree-Indianer den späteren „Entdeckern" der 9 Kräuter-Essenz nicht nur Gespräche mit den Elders, sondern auch eine Einführung in die örtliche Heilkräuter- und Pflanzenwelt durch eine erfahrene Medizinfrau mit Namen „White Swallow" (Weiße Schwalbe), die offenbar das (oder ein) Rezept für „Utinam" kannte.

Die Kraft uneingeschränkter Liebe

Die Medizinfrau „White Swallow" ist zwar Heilerin, studierte jedoch auch westliche Schulmedizin. Ihre Urgroßmutter (eine Cree) und ihre Großmutter (eine Ojibwa) unterrichteten sie bereits als Kind in Naturheilkunde.

White Swallow gehört dem inneren Kreis der „Midewiwin", der Vereinigung der Natur- und Geistheiler der Ojibwa- und Cree-Indianer an. In bescheidener Art und Weise erklärte sie unter anderem: „Für mich ist ein Mensch kein Patient (lat.: Duldender, Kranker), sondern ein hilfesuchendes spirituelles Wesen. Meine Behandlung beginnt vor Sonnenaufgang mit dem Abfragen des Medizinrades. Ich frage: Was stört bei diesem Geistwesen die Harmonie zwischen den irdischen und kosmischen Elementen? Dann rufe ich die hohen Meister der lichten Welt zu Hilfe und bitte sie in der Stille um die Eingebung der richtigen Rezeptur: Was benötigt dieses Geistwesen von den Elementen der Mutter Erde und vom Vater Universum, den kosmischen Energien? Nach Sonnenaufgang verabschiede ich meinen Gast und vereinbare den nächsten Behandlungstermin. Danach wecke ich meine Kinder, und nach dem Frühstück gehen wir in die Natur und finden (nicht suchen!) die edlen Kräuter, Rinden und Wurzeln, die ich aber erst nach Sonnenuntergang zu einer gehaltvollen Essenz verarbeite. Dabei darf nichts verloren gehen …"
(Quelle: Broschüre von C. R. Walser-Romer – siehe Literaturverzeichnis)

Sie werden an dieser Stelle vielleicht denken: Die könnte mir ja alles erzählen …aber so ist es nicht. Die Grundlagen schamanischen Heilens sind, wie wir schon gehört haben, ganz anders, als jene unserer modernen „aufgeklärten" Medizin. Es wird nicht zuerst nach Krankheiten gefragt, sondern nach dem Maß an Ungleichgewicht, das uns vom Idealzustand körperlicher und seelisch-geistiger Gesundheit trennt. Dies zu erkennen und für den Hilfesuchenden gleichsam das Ruder herumzuwerfen, ist eine spezielle Gabe medizinkundiger Schamanen, die nicht umsonst auch „jene, die wissen, wie es geht“ genannt werden. Ein indianischer Heiler sucht nach fehlenden Puzzle-Teilen, um sie in das schadhafte Ganze einzusetzen. Dabei werden alle Ebenen des menschlichen Seins angesprochen. Natürlich wäre so eine Allgemeinmedizin in der heutigen „modernen“ Welt nicht realisierbar – sie funktioniert einfach zu fremdartig.

Ein Kräutlein für jedes Leiden

Im ständigen Überlebenskampf hatten die Indianer wenig Zeit, die Probleme Kranker eingehend „psychoanalytisch“ zu erforschen. Für den Schamanen handelt es sich zudem bei allen Leiden, gleich welcher Art, um negative „Besetzungen“. Und meist ist ein spezieller Kräutertrank hilfreich, um solche falschen Schwingungsmuster wieder zu harmonisieren. Auf die Frage, warum sie so großen Erfolg habe, antwortete White Swallow deshalb auch schlicht Folgendes: „Sehen Sie, nichts kann der Kraft uneingeschränkter Liebe widerstehen. Auch keine Krankheit, die der Mensch wirklich nicht haben möchte. Manitu lässt in seiner großen Liebe für jedes Leiden ein Kräutlein wachsen …“

Die berühmte Frage nach ihren Honoraren erübrigt sich bei dieser erfahrenen Kräuter-Schamanin. Der Häuptling ihrer Familie, der ehrwürdige John Smith Big Bear (Großer Bär) erklärte stolz: „White Swallow nimmt kein Geld, sie bekommt es als Geschenk reichlich. Aber erst nach wiederhergestellter Gesundheit!“ (Ein Prinzip, das bei unseren Ärzten sicher wenig Anklang fände, aber auch unter den Heilkundigen im alten China üblich war). Großer Bär überlebte einen schlimmen Schlaganfall. Er sitzt zwar im Rollstuhl, kann sich aber wieder an alte Zeiten erinnern und davon erzählen. Für die Indianer sind alte Menschen keine nutzlosen Anhängsel, sondern überaus wertvolle Mitglieder der Gesellschaft. Ihre Hauptaufgabe war es immer, die Jüngeren zu lehren und den Kindern des Stammes in Geschichten und Gleichnissen moralische Werte nahe zu bringen.
(Quelle: Broschüre von C. R. Walser-Romer – siehe Literaturverzeichnis)

Demut und Bescheidenheit

Die Empfänger des Rezepts für diesen „Heiligen Trank“ betonten, dass in allen Begegnungen mit den First Nations People deren Bescheidenheit und Ehrfurcht vor dem Creator ersichtlich wird. Nie bekäme man von seriösen indianischen Schamanen zu hören: „Ich kann dich heilen“ oder „Ich kann dir das Leben retten.“ Allenfalls erklären sie, Mittel und Wege zu kennen, das Leben eines Menschen zu erhalten oder zu verlängern, wenn dieser nach dem großen Schöpfungsplan noch eine wichtige Aufgabe zu erfüllen hat. Ist seine Zeit noch nicht gekommen und ist der Kranke bereit, auch selbst Verantwortung für seine Heilung zu übernehmen, dann hat er alle Chancen, gesund zu werden.

Die Hersteller distanzieren sich selbstverständlich von überzogenen Heilungsversprechen jeglicher Art. Der Tee wird nicht als Wundermittel gegen alle Krankheiten angepriesen, sondern als natürliches, gesundheitsförderndes Lebensmittel, das eventuell in Absprache mit Ärzten, Heilpraktikern und geschultem Fachpersonal eigenverantwortlich genutzt werden soll. Die Berichte in diesem Buch oder Anwenderkommentare auf Bezug habenden Websites, dienen ausschließlich der Information und sollen niemanden von anderen Therapien oder notwendigen Arztbesuchen abhalten!

25. INDIANISCHES KULTURGUT IM AUSVERKAUF?

Wie kann es sein, dass die Indianer, die zum Großteil noch heute ihr Wissen streng geheim halten, es gerade in diesem Fall an Weiße weitergaben? Ist dies etwa schon der Anfang eines gesteuerten Ausverkaufs von indianischem Kulturgut? Die Preisgabe eines Heilrezeptes bedeutete in diesem Fall nicht, dass die Indianer ihre Religion und ihre Traditionen verkaufen. Es war ein Geschenk des guten Willens. Im Falle der 9 Kräuter-Tee-Essenz war es offenbar den Rezeptgebern auch wichtig, dem ständigen Meinungsstreit um die vielen angeblichen Essiac-Rezepte und „heiligen Indianertees" eine Grenze zu setzen.

Freilich gibt es Stämme, die jeden näheren Kontakt mit Weißen aus diversen Gründen ablehnen, doch immer öfter sind von indianischen Führern Worte wie diese zu hören: „Der Zeitpunkt für die Versöhnung mit den Weißen, für ein Zusammenwirken zur Rettung der Erde ist gekommen..." Mary Crow Dog, Angehörige der Lakota-Sioux und scharfe Kritikerin des Ausverkaufs indianischer Medizin, spricht dagegen von den vielen nicht indianischen Hochstaplern und „Plastik-Medizinmännern", die irgendwelche Mittel, denen sie fantasievolle indianische Namen geben, zu Geld machen. [28] Manche von ihnen treffen sich einmal mit Indianern und glauben dann, alles über sie zu wissen. Doch die meisten haben nie eine Reservation von innen gesehen, geschweige denn einer „First Nations Person" – vor allem den „Elders" oder gar Medizinmännern – wirklich zugehört. Ganze Teile der esoterischen New-Age- Bewegung leben davon, dass Indianer „in" sind (nun gerade wieder besonders...), allerdings melden sich nun auch vermehrt „echte" Indianer als Buchautoren und Filmregisseure zu Wort oder halten Vorträge – wie etwa Ernie LaPointe, ein direkter Nachfahre von Häuptling Sitting Bull.

Garantie für Qualität

Die IWF Europa legt großen Wert auf die Herstellung eines Qualitätsproduktes. Die Wareneingangskontrolle der Rohstoffe übernimmt hier ein zertifiziertes Unternehmen, das die verwendeten Kräuter und Pflanzenbestandteile laufend auf Frische, schädliche Rückstände, Fremdkörper, Schimmelbildung etc. überprüft. Dort geschieht auch die Mischung und Abfüllung exakt nach den Originalvorgaben. Jede Packung enthält drei Beutel zu je 25g pro Schachtel mit einer ausführlichen Zubereitungsanleitung.

Die 9 Kräuter-Formel besitzt als „Original Indian*Essence“ die europaweite Zulassung als Lebensmittel bzw. Verzehrprodukt. Für Nordamerika erteilte „Health Canada“ entsprechende Zulassung. Künftig erfolgt aus betriebsinternen Gründen der Verkauf des Tees innerhalb der EU als „9 Kräuter-Essenz“ in geänderter Verpackung – es handelt sich jedoch um dasselbe Produkt.

Die Ingredienzen für diese originale Tee-Formel werden sorgfältig ausgewählt, wobei Frische, Standort und nach Möglichkeit auch die Erntezeit der Zutaten von entscheidender Bedeutung sind. Eine Wildsammlung so großen Ausmaßes ist heute leider nicht mehr möglich, sodass nun seriöse Großlieferanten das Pflanzenmaterial besorgen. Wichtig war und ist unbedingt, dass kein Raubbau an der Natur betrieben wird.

Weiter führende Auskünfte erhalten Sie auf Anfrage von der IWF Europa – siehe dazu im Anhang.

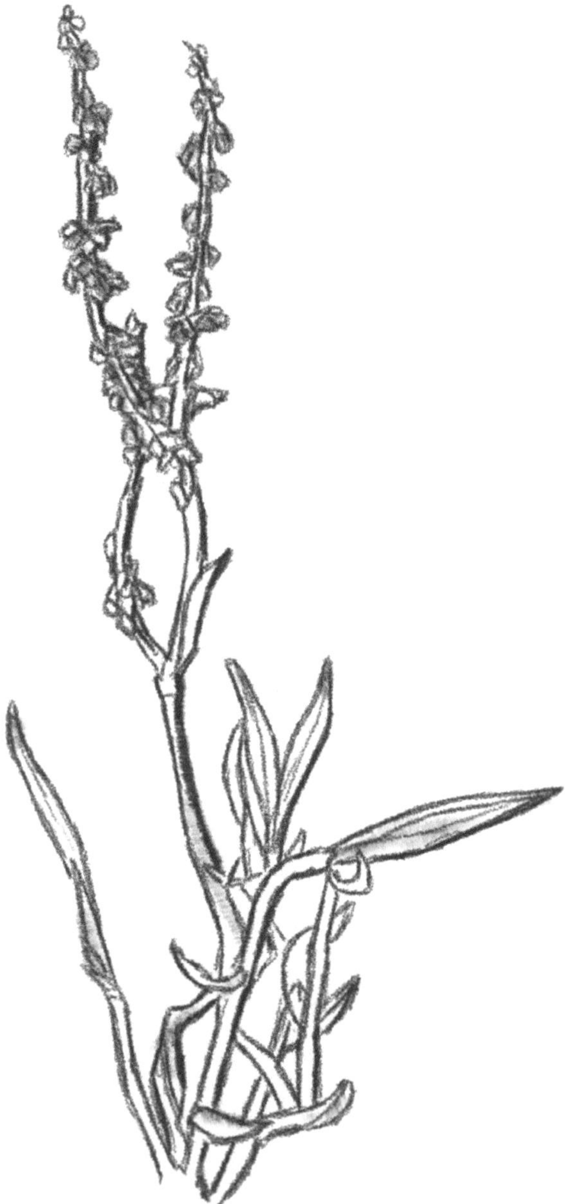

Kleiner Ampfer - Rumex acetosella

26. PHYTOTHERAPIE – MIT PFLANZENHEILKUNDE ZU MEHR GESUNDHEIT

Als der Mensch die Erde betrat, war die Pflanzenwelt in ihrer evolutionären Entwicklung bereits vollkommen. Seit Menschengedenken werden Kräuter, Wurzeln und Rinden zu Heilzwecken gesammelt. Ein Großteil des Wissens stammte dabei sicher aus der Beobachtung von Tieren, die es gewohnt sind, bei Krankheit bestimmte Pflanzen oder Blätter und Rinde von Bäumen zu fressen. Die Indianer erspürten selbst schon vor Jahrtausenden die Wirkung von Heilpflanzen, indem sie sich ihnen intensiv zuwandten, mit ihnen Zwiesprache pflegten und sich ihre Standort- und Wachstumsbedingungen klar machten. Darüber hinaus zählt in der indianischen Medizin nicht nur die stoffliche Wirkung, sondern vor allem die spirituelle Kraft, welche von Heilpflanzen ausgeht. Uns ist das heute unverständlich, weil wir – wie die Indianer oft und oft betonen – verlernt haben, der Natur zuzuhören und ihre Sprache zu verstehen.

Einfach ist nicht primitiv

Die Natur funktioniert einfach und logisch. Wir nennen es in unserer Überheblichkeit „primitiv", doch gerade in dieser Einfachheit liegen viele Wahrheiten, die uns im täglichen Leben weiterhelfen können. Die Natur macht niemals Fehler, sie ist perfekt, und alles in ihr hat seinen Sinn. Nur der übliche intellektuelle Größenwahn gibt sich den Anschein, sie „verbessern" zu können. Die Folgen genetischer Spielereien werden jene nach uns noch deutlich zu spüren bekommen. Die Indianer halten vieles, was wir Fortschritt nennen, für einen Ausfluss echter Geisteskrankheit.

Die Ojibwa- und Cree-Indianer kennen die Macht der Kräuter und sind, wie alle First Nations auf dieser Erde, überzeugt, dass wahre Heilung nur durch eine umfassende Reinigung von Körper, Seele und Geist geschieht. Die ordnende Kraft der Schöpfung, welche sich besonders in der Naturmedizin offenbart, kann den Menschen wieder in Harmonie bringen. Naturheilkunde hat nicht nur den Zweck zu heilen, sondern auch Gesundheit zu erhalten. In diesem Bewusstsein schufen die Mides ihre heiligen = heilenden Kräutertränke. Schon der Begründer unserer modernen Medizin, Hippokrates von Kos, stellte einst fest: „natura sanat!" – „Die Natur heilt!" Der beste Arzt des Kranken, so betonte er, sei letztlich die eigene, ihm innewohnende Lebenskraft. Sie findet von sich aus Mittel und Wege, die zur Heilung führen.

Pflanzen – unsere älteren Geschwister

Nach einer alten Indianerlegende konnten zu Anfang alle Geschöpfe der Erde miteinander sprechen. Die Menschen redeten mit den Tieren oder dem Wasser, den Pflanzen, dem Feuer und den Steinen. Alle verstanden und respektierten sich gegenseitig. Jeder nahm nur, was er zum Überleben benötigte. Doch allmählich veränderte sich der Mensch. Er verletzte die Gesetze der Natur und begann, sie zu missbrauchen. Die Folge waren Krankheiten und Leiden. Als diese Angriffe gegen die Tier- und Pflanzenwelt unerträglich wurden, berief der Große Weiße Bär („Spiritual Bear“) eine Versammlung aller Lebewesen ein. Zuerst war man der Meinung, es sei das Beste, die Menschheit aussterben zu lassen … Doch die Pflanzen hatten zuletzt Mitleid und fanden sich bereit, die Menschen auch künftig mit Nahrung und Medizin zu versorgen. Ein Versprechen, das sie bis heute gehalten haben.

Man kann solche Überlieferungen als naive Märchen abtun. Aber treffen nicht genau diese Umstände auf unsere moderne Zivilisation zu? Wir zerstören bedenkenlos die Umwelt, beuten die Natur aus und machen uns damit selbst krank. Die Verwendung giftiger Chemikalien als Düngemittel, Kosmetika oder Medikamente sehen wir als normal an. Um sie zu „testen“, quält man bedenkenlos Millionen Tiere. Wilde Pflanzen, von den Indianern als unsere älteren Geschwister bezeichnet, weil sie um ihre Bedeutung für Leben und Gesundheit wissen, bezeichnen wir abfällig als Unkraut, das wir nicht einmal im eigenen Garten dulden wollen. Den Regenwäldern dieser Erde, die einen unvorstellbaren Schatz an natürlicher Medizin bergen, tun wir rücksichtslos Gewalt an. Wo wird dieser Weg uns hinführen?

27. DAS GESCHÄFT MIT PHYTOPHARMAKA

Es scheint, als hätte der moderne Trend zu Pflanzenheilmitteln nur Vorteile, aber das stimmt keineswegs. Der Heilpflanzenmarkt in den USA und Europa ist bereits zu einem Milliarden-Geschäft geworden. Weltweit durchforsten die Sendboten zahlreicher Pharmakonzerne die Urwälder auf der Suche nach neuen Heilpflanzen, aus denen man teure, patentierte Mittel (eigentlich dann unechte Phytopharmaka) herstellen kann. Dabei geht es nicht nur um die Gesundheit der Menschen, sondern wieder einmal in erster Linie ums Geld. Durch Raubbau und intensives Ernten drohen auf diese Weise bald mehr als 10.000 Pflanzenarten auszusterben, so Alan Hamilton vom World Wildlife Fund (WWF). [29]

Die Gier nach exotischen Pflanzen

Die angeblich gegen Prostatabeschwerden wirksame afrikanische Kirsche (Prunus africana) wurde „zum Wohle der Menschheit" tatsächlich weitgehend ausgerottet. Ein Beispiel für gewissenlose menschliche Eingriffe ist auch die mutwillig zerstörte Fauna und Flora der Himalaya-Region, wo nun viele Heilpflanzen für die traditionelle tibetische Medizin heute nicht mehr zu finden sind. Eine Globalisierung der Naturheilkunde mag ihre guten Seiten haben, aber ist es wirklich notwendig, jede Erkrankung im Westen mit seltenen exotischen Heilkräutern zu behandeln? Ist es nötig, sich mit fremden „Superfoods" zu ernähren, deren angebliche Wunderwirkungen regelmäßig die einschlägigen Journale füllen, weil die Pharmaindustrie nach neuen Möglichkeiten sucht?

Die schlimmste Folge dieses Trends zur „anderen" Medizin ist jedoch, dass der einheimischen Bevölkerung dadurch ihr angestammter Heilmittelschatz verloren geht. Kein Pharmaunternehmen wird es später kümmern, womit diese Menschen ihre Krankheiten heilen, denn „moderne" chemische Medizin können sich 80 Prozent der Weltbevölkerung nicht leisten (man möchte fast sagen: Gott sei Dank). Sie dienen zwar meist als Ideenlieferanten, fallen jedoch als Kundschaft weg. Heute erarbeitet man Richtlinien, wie man Naturvölker für die Nutzung ihrer Medizinpflanzen entschädigen könnte. Geld zur Beruhigung des eigenen Gewissens...ob es sinnvoll ankommt, ist wie immer völlig offen.

Die indianische 9 Kräuter-Essenz besteht eben nicht aus selten vorkommenden oder exotischen Pflanzen. Die enthaltenen „Unkräuter" samen sich von selbst aus und es sind keine riesigen Monokulturen nötig, um den Bedarf zu sichern.

Kelp-Algen liefert der Ozean in verschwenderischer Menge. Den Indianern ist bewusst, dass es gegen jede Krankheit eine Vielzahl von heilenden Pflanzen gibt, die man nur auf entsprechende Weise kombinieren muss, damit sich ihre Wirkung potenziert (vervielfacht). Sie nehmen aus dem natürlichen Vorrat, was sich gerade anbietet (wozu immer auch „eingeschleppte" Arten gehörten) und sie achten darauf, dem Gleichgewicht der Natur nicht zu schaden. Niemals erntet man den ganzen Bestand, ein Teil bleibt immer stehen, damit sich die Pflanze erholen kann. Gesunder Menschenverstand müsste reichen, um so zu handeln, aber wo ist er angesichts unserer maßlosen Ignoranz und Gier geblieben?

28. PRIMÄRE UND SEKUNDÄRE PFLANZENSTOFFE

Die feinen Signalwirkungen, welche von pflanzlichen Stoffen ausgehen und die wir heute mit dem Begriff Informationsphysik umschreiben, waren für die Indianer seit Jahrtausenden Realität. Sie kannten die Möglichkeiten jenseits des logisch Fassbaren sehr gut. Pflanzen schenken uns nicht nur ihre Nährstoffe, sondern auch die Liebe und das Licht der Schöpfung, deren Botschafter sie sind. Jede Pflanze hat nicht nur stofflich-biologische Wirkungen, sondern auch eine Seele – sie ist Träger von Lebensenergie. Die 9 Kräuter Tee-Formel enthält ausschließlich natürlich gewachsene, zu passender Zeit geerntete Kräuter und Pflanzenteile. Die Kräfte der vier Elemente spielen dabei eine wichtige Rolle:

Erde und Luft, für die Reifung der Pflanze, **Sonne** (Feuer), um die Pflanzenseele im Pflanzenkörper voll zu entfalten, und **Wasser** als Trägersubstanz, so wird die pflanzliche Heilkraft dem Körper vermittelt.

Mit dieser Sichtweise haben die Indianer viele Erkenntnisse der modernen Pharmakologie vorweggenommen. Sie wussten schon immer, dass die Pflanzen Informationen enthalten, welche in ihrer Vielfalt beachtet und „transportiert" werden müssen, damit ein Heilmittel zur vollen Wirkung gelangt.

Pflanzen sind Kraftwerke

Zu den primären bioaktiven Pflanzenstoffen gehören neben Zellulose und Lignin vor allem die lange bekannten Vitamine, Mineralstoffe, Spurenelemente und Enzyme. Sie sind gut erforscht und inzwischen jedem ein Begriff. Der Pflanze dienen sie zur Aufrechterhaltung ihres Stoffwechsels. In Bezug auf die Krebsforschung weiß man zum Beispiel, dass die Vitamine A, Provitamin A, C und E, die Spurenelemente Selen und Zink sowie das Coenzym Q10 kraftvolle Helfer gegen das Wüten der so genannten freien Radikale sind. Sie wirken antioxidativ, schützen also vor Zellschäden (siehe dazu unten).

Von weit größerem Interesse für die Wissenschaft sind seit einigen Jahrzehnten die sekundären bioaktiven Pflanzenstoffe, auch Phytochemikalien genannt. Diese Substanzen dienen der Pflanze als Farb- oder Aromastoffe und schützen sie vor Krankheiten und Schädlingsbefall. Der Nutzen sekundärer Pflanzenstoffe auf den Organismus ist vielfältig: diese Substanzen wirken u. a. keimtötend, wundheilend und entzündungshemmend; sie stärken das Immunsystem und beugen der Krebsentstehung vor. Es gibt schätzungsweise weit über 10.000

solcher sekundären Pflanzenstoffe. Die am besten erforschte Gruppe sind mittlerweile die **Polyphenole** (s.u.), weil sie offenbar eine besonders starke krebshemmende Wirkung entfalten. Diese stehen „zufällig“ auch im Mittelpunkt aller Forschungen zur tibetischen Medizin, die von der Schweizer Firma Padma AG in den 60er Jahren angestoßen wurde und bis heute andauert.

Hier einige dieser interessanten biologischen „Kraftstoffe“ im Überblick:

Alkaloide sind die wirksamsten sekundären Inhaltsstoffe und kommen in allen Teilen von meist hochgiftigen Pflanzen vor. Sie dienen in der Pharmazie zur Herstellung effizienter Heilmittel. Zu den bekanntesten Alkaloiden gehören z. B. das Atropin der Tollkirsche, weiters Morphin, Chinin, Ephedrin, aber auch Nikotin und Koffein. Schwächere Alkaloide finden sich in Pflanzen wie Schöllkraut, Mohn oder Berberitze.

Glykoside stellen eine große Gruppe von Wirkstoffen mit zahlreichen Untergruppen dar. Am bekanntesten ist das herzwirksame Digitalisglykosid aus dem Fingerhut. Auch bei Glykosiden ist die Spanne zwischen Heilwirkung und Giftigkeit sehr gering. Sie kommen in „kritischen“ Pflanzen wie Maiglöckchen, Adonisröschen oder Küchenschelle vor. Zu den Untergruppen gehören u. a. die Anthrachinon- und Phenolglykoside, Saponinglykoside, Flavonglykoside, Cumaringlykoside und die Senfölglykoside in Zwiebeln, Meerrettich (Kren) und Senf. Auch bei den Glykosiden gilt: die Dosis macht das Gift.

Ätherische Öle sind eigentlich Abfallprodukte des Pflanzenstoffwechsels, die in den Ölzellen ausgelagert werden. Sie verleihen vielen Küchenkräutern ihren Duft, und ihr Nutzen wurde durch die Aromatherapie hinreichend bestätigt. Der Organismus nimmt ätherische Öle über die Haut und Atemluft auf. Duftmoleküle stimulieren das limbische System (Gefühlszentrum) im Gehirn und liefern so vielfache Heilimpulse. Innerlich entfalten sie je nach Pflanze eine ganze Palette von Gesundheitswirkungen.

Bitterstoffe regen den gesamten Verdauungsapparat an und optimieren die Nahrungsverwertung. Sie wirken außerdem beruhigend, stärken das Immunsystem, sind natürliche Antibiotika und haben tumorhemmende Eigenschaften. Bekannte Bitterkräuter sind Löwenzahn, Tausendgüldenkraut, Enzian, Wermut, Aloe, aber auch Benediktenkraut, Klette und Ampfer.

Gerbstoffe sind häufig in Wurzeln und Rinden anzutreffen. Sie wirken stark zusammenziehend (adstringierend), fäulnishemmend und entzündungswidrig. Gerbstoffe schützen Haut und Schleimhäute des Körpers gegen Bakterien und andere schädliche Mikroorganismen. Erkrankungen des Verdauungstraktes werden so wirksam bekämpft und ausgeheilt, das gesamte Immunsystem nachhaltig gekräftigt. Äußerlich wirken Gerbstoffe desinfizierend und wundheilend. Bekannte Gerbstoffträger sind Frauenmantel, Himbeer- und Brombeerblätter, Fingerkraut oder Eichenrinde. Ein hochwirksamer Gerbstofflieferant ist die in der 9 Kräuter-Formel enthaltene innere Rinde der Rotulme.

Saponine ähneln im chemischen Aufbau den Glykosiden und wirken mit Wasser schaumbildend (von lat. sapo = Seife). Therapeutisch nutzt man die schleimlösende Wirkung saponinhaltiger Kräuter wie Schlüsselblume oder Königskerze. So genannte Steroid- und Triterpen-Saponine wirken hormonregulierend, sind daher bei Frauenleiden sinnvoll. Man nennt solche Kräuter auch „adaptogen", weil sie sich dem Organismus in besonderer Weise anpassen. Bekannte pflanzliche Vertreter sind hier der Ginseng und typische Frauenkräuter wie das Wanzenkraut (Cimicifuga) oder die wilde Yamswurzel.

Schleimstoffe haben die Eigenschaft, im Wasser aufzuquellen. Mit schleimstoffhaltigen Pflanzen werden Entzündungen der Atemwege und des Magen-Darm-Traktes wirksam behandelt. Ein Vertreter dieser Stoffgruppe ist das bekannte Geliermittel Pektin. Aloe, Leinsamen, Eibisch oder Spitzwegerich sind typische Schleimstoffdrogen. Sehr wirksamer Pflanzenschleim ist weiters in Ulmenrinde und Algen, wie z. B. Kelp (s.u.), enthalten.

Flavonoide sind mit den Gerbstoffen verwandte gelbe und gelbrote Farbstoffe, deren Bedeutung lange unterschätzt wurde. Sie unterstützen die Wirkung von Vitamin C und wirken je nach Pflanze gefäßschützend, blutdruckregulierend und krampflösend. Sie helfen vor allem bei übermäßiger Kapillarbrüchigkeit (Krampfadern, Besenreiser), stärken also Adern- und Venenwände. Typische Flavonoidträger sind Birkenblätter, Holunder- und Lindenblüten, Rosskastanie, Weißdorn oder Arnika. Flavonoide gehören, ebenso wie die **Tannine,** zu den so genannten **Polyphenolen**, einer Gruppe von Gerbstoffverbindungen, welche die Wissenschaft als stark antioxidativ (s.o.) und somit krebshemmend erkannt hat.

Neben den beschriebenen sekundären Phytochemikalien gibt es unzählige weitere (sicher auch noch nicht entdeckte) Substanzen, u. a. hormonregulierende

Phytoöstrogene, blutzuckersenkende **Glukokinine**, die keimtötenden **Sulfide**, krebsvorbeugende **Phytosterine**, **Glucosinulate** und **Terpene**. Es bleibt jedoch zu beachten, dass all diese Stoffe durch frisches Obst und Gemüse sowie natürliche Heilkräuterzubereitungen aufgenommen werden müssen, um ihre volle Wirksamkeit zu entfalten. Dies ist die vielleicht wichtigste Erkenntnis der fortgeschrittenen Phytotherapie. Aus Heilkräutern bloß einige Substanzen zu isolieren und diese x-fach verstärkt in teure Pillen zu packen, kann jedenfalls nicht die Lösung sein. Warum, ist einfach erklärt:

Der Synergie-Effekt

Betrachtet man das Heilwissen der „First Nations", auf welchem Kontinent auch immer, fällt auf, dass sie einerseits alle große Kräuterkenner waren und sind, zum anderen wussten sie instinktiv um die Wichtigkeit des Zusammenwirkens verschiedener Pflanzen. Sicher haben die Indianer Tees und Abkochungen aus einzelnen Kräutern zubereitet, doch die „großen" Heil- und Gesundheitsmittel der Medizinkundigen „innerer Heilkreise" (wie der Midewiwin) bestanden meist aus mehreren, sorgfältig aufeinander abgestimmten Zutaten. So können sich nämlich die Inhaltsstoffe der Ingredienzen gegenseitig verstärken, aber auch unerwünschte Nebeneffekte einzelner Pflanzen abgemildert werden. Die Wissenschaft spricht hier von **Synergie-Effekt**. Besonders deutlich zeigt sich dieses Prinzip in der traditionellen tibetischen Medizin, wie Sie unter anderem aus meinen beiden Büchern über die „Padma"-Kräuterformeln ersehen können. [30]

29. MOTOR EINES GESUNDEN IMMUNSYSTEMS

Wie wichtig ein gut funktionierendes Abwehrsystem für die Gesundheit ist, weiß heute jeder. Immer noch zu wenig bekannt scheint die Tatsache zu sein, dass nur die natürlichen, biologischen Substanzen in hochwertigen Lebens- und Heilmitteln unser Immunsystem auf Dauer schützen können. Kräuter, Wurzeln und Rinden bieten uns durch ihre Vielfalt an natürlichen Substanzen eine der effektivsten Möglichkeiten, unsere Gesundheit zu bewahren oder sie wiederzuerlangen.

Freie Radikale und Antioxidanzien

Unser Organismus verbrennt laufend Sauerstoff, um seine Funktionen aufrecht zu erhalten. Ohne den Vorgang der Oxidation wäre kein Leben möglich. Dennoch richtet dieser natürliche Prozess im Körper ständig Zellschäden (Veränderungen am DNS-Strang) an, die vom gesunden Organismus aber repariert werden. Für den Bruchteil einer Sekunde entstehen hier in den inneren „Kraftwerken" der Zellen (Mitochondrien) so genannte freie Radikale – das sind aggressive Sauerstoffmoleküle, die ein freies, ungepaartes Elektron aufweisen. Sie versuchen daher, Elektronen aus gesunden Zellverbänden herauszubrechen, und zerstören diese. Verschmutzte Luft, ungesunde Ernährung, Genussgifte, Bewegungsmangel, Infektionen, Strahlenbelastung (Mikrowelle, Mobilfunk!) und vieles mehr sind Ursachen für eine vermehrte Bildung freier Radikale, und laufend ist unser Körper damit beschäftigt, sich gegen diese Angriffe zu wehren. Logisch, dass nur ein gesundes Immunsystem dem auf Dauer gewachsen ist. Sobald die Abwehr jedoch nachlässt, werden die Zellschäden irreparabel. Ernste Krankheiten und Stoffwechselentgleisungen bis hin zu Krebs sowie ernste Veränderungen des Erbgutes sind die Folge.

Ein starker, trainierter Organismus wird mit den Angriffen freier Radikale lange Zeit gut fertig. Das genetische Reparaturprogramm funktioniert einwandfrei. Anders sieht es mit zunehmendem Alter und bei Krankheit aus. Dann benötigt der Körper wirksame Impulse von außen, um seine Selbstheilungskräfte zu stärken und gesundes Zellwachstum zu fördern. Dies ist, wie bereits oben erklärt, durch sekundäre Pflanzeninhaltsstoffe möglich. Diese Substanzen, gemeinsam mit Vitaminen, Enzymen, Mineralien und Spurenelementen, wirken im Organismus als so genannte Antioxidanzien. Sie können dem Wüten freier Radikale Einhalt gebieten und die Körperzellen vor ernsten Schäden bewahren. Die Vitamine A, C und E sowie die Spurenelemente Zink und Selen sind starke natürliche Antioxidanzien, wie die Forschung inzwischen weiß; sie hat auch Wege gefunden, die Aktivität dieser Stoffe zu überprüfen.

Alle Bestandteile der 9 Kräuter-Essenz enthalten hohe ORAC-Werte (ORAC = Oxygen Radical Absorbance Capacity): Mit einem neuen wissenschaftlichen Messverfahren stellt man die Anteile antikanzerogener (krebsvorbeugender) Substanzen – eben der oben genannten Antioxidanzien – in pflanzlicher Nahrung, Kräutern, Wurzeln und Rinden fest. Für die 9 Kräuter-Formel liegt dieser Wert hoch, womit man dieser Tee-Essenz tumorhemmende und immunstärkende Eigenschaften zuschreibt. Seine regelmäßige Einnahme schafft im Körper wieder geordnete Zellstrukturen, wodurch auch einer Krebs erzeugenden Stoffwechsellage der Boden entzogen wird. Dennoch wäre es nicht richtig, den Tee als „Krebsheilmittel“ zu bezeichnen. Er kann vielmehr dabei helfen, im Körper ein krebsfeindliches Milieu zu schaffen. Denn das „Milieu ist alles“, wie wir heute wissen. Die Störfaktoren sind „nichts“ (oder fast nichts), wie schon andere sagten…

Die 9 Kräuter-Essenz aktiviert auf natürlichem Weg das viel diskutierte Hormon Melatonin, welches in der Zirbeldrüse (Epiphyse) produziert wird und auf unser „inneres Zeitgefühl“ (den Tag-und-Nacht-Rhythmus) Einfluss nimmt. Ein Mangel an Melatonin führt zu Schlafstörungen und nervösen Beschwerden. Die Tee-Essenz stimuliert in der Folge das System der innersekretorischen Drüsen (Hypophyse, Schilddrüse, Bauchspeicheldrüse, Keimdrüsen usw.), wodurch die gesamte Bandbreite von Hormon- und Stoffwechselstörungen günstig beeinflusst werden kann, und sie verhilft zu gutem Schlaf. Fehlende Nachtruhe und Dauerstress sind Hauptursachen für alle Krankheiten, insbesondere auch für die Entstehung von Diabetes, Herzleiden und der heute so massiv auftretenden, nicht-alkoholischen Fettleber sowie extrem hohen Cholesterinwerten!

Ein Mittel gegen das Altern?

Etwa ab dem 25. Lebensjahr schrumpft die Thymusdrüse, jenes Organ im Brustraum, das unseren Alterungsprozess steuert. Die „biologische Uhr“ zu verlangsamen und damit einen „Jungbrunnen“ zu finden, war wohl immer schon der Traum aller Wissenschaftler. Die Mär von einem exotischen Wurm, der praktisch nicht altert, enthält nur wenig Wahrheit: Diesem Tier fehlt ein bestimmtes Enzym, das beim Menschen den natürlichen Alterungsprozess anstößt. Durch gentechnische Eingriffe wird man dem Ziel der Langlebigkeit dennoch kaum näher kommen, umso sicherer aber durch die Zufuhr von natürlichen Wirkstoffen, die dem Körper vielfache Impulse für eine gesunde Zellteilung liefern. Die 9 Kräuter-Tee-Essenz ist so ein „Informationsträger". Zusammen mit einer hochwertigen Ernährung können Sie durch regelmäßige Entgiftung des Organismus und Stärkung des Immunsystems wirksam dafür sorgen, dass die bekannten „Altersleiden" für Sie möglichst lange ein Fremdwort bleiben.

Mit zunehmendem Alter reduzieren sich die körpereigenen Enzyme zur Abwehr freier Radikale. Das körpereigene Antioxidans Superoxiddismutase (SOD) – gleichsam ein Rostschutzmittel für die Zellen – wird nicht mehr im selben Maße gebildet wie in jungen Jahren. Bei der ständigen Neubildung des DNS-Stranges (genetischer Informationsträger) kommt es dann immer häufiger zu Fehlern. Dem kann man entgegenwirken: einerseits, indem man Dinge vermeidet, die zur Bildung freier Radikale beitragen, und zum anderen durch die vermehrte Zufuhr natürlicher Antioxidanzien, wie sie vor allem in Wildkräutern, hochwertigen, unverfälschten Nahrungsmitteln und Kräuterzubereitungen enthalten sind.
Wie man heute weiß, sind die bedeutendsten Faktoren für vorzeitiges Altern neben der Bildung freier Radikale ein erhöhter Blutzuckerwert und die laufende Ausschüttung des Stresshormons Cortisol, was im Körper zu permanenten kleinen Entzündungen führt. Mehr Bewegung (ohne Überanstrengung) und die Zufuhr natürlicher Phytohormone zeigen vor allem bei Frauen nach den Wechseljahren sehr positive Wirkung. Die 9 Kräuter-Essenz, mit ihrem gut durchdachten Wirkstoffprofil, ist bestens dazu geeignet, Körper, Geist und Seele lange gesund und widerstandsfähig zu erhalten.

30. WASSER – DAS ÄLTESTE GESUNDHEITSMITTEL

Indianerschamanen wissen, dass die Bioinformationen des Wassers als Überträger natürlicher Heilimpulse auf Bäume, Pflanzen und Sträucher wirken. Reines, gesundes Wasser ist schon für sich ein erstklassiges Heilmittel. „Wasserpapst" Sebastian Kneipp verwies hier nur auf etwas längst Bekanntes. Für die Zubereitung von Heilmitteln ist Wasser ein ideales Medium, wie die westliche Homöopathie oder die Bach-Blüten-Therapie eindrucksvoll bewiesen haben. Als magnetischer Dipol hat Wasser nämlich die Eigenschaft, jegliche Art von Information zu speichern. Wasser besitzt also gleichsam ein Gedächtnis. Eine Versuchsreihe ergab vor Jahren, dass hochwertiges Wasser sogar eine Art Fernheilwirkung entfaltet. Messungen ergaben eine Verbesserung diverser Gesundheitsparameter bei Versuchspersonen, wenn „belebtes" Wasser auch nur in einem Nebenzimmer als integriertes Deckenelement (!) vorhanden war.

Nicht krank, sondern durstig?

Immer wieder streiten sich Fachleute über die tägliche Trinkmenge. Allerdings sollte hier weniger die Frage des Wieviel, sondern eher jene nach dem Was im Raum stehen. Am schlechtesten ist der Gesundheitszustand von Menschen in Entwicklungsländern, wo kein frisches, sauberes Wasser zur Verfügung steht, soviel ist klar. Doch auch unsere Körperzellen leiden vermehrt unter Durst, weil wir nicht nur zu wenig, sondern selten das Richtige trinken: natürliches, reines Wasser. Es ist praktisch sicher, dass die meisten – vielleicht alle – Krankheiten durch ausreichendes Trinken wesentlich zu bessern wären. Vier bis sechs Gläser reines Wasser (am besten mit einer Prise Natursalz und etwas Zitrone) sollte man – wenigstens versuchsweise – täglich eine Zeit lang zwischen den Mahlzeiten trinken, um in den Genuss dieses Gratis-Heilmittels zu kommen.

Aber wer befolgt diese Regel wirklich? Vor allem ältere Menschen nehmen meist zu wenig Flüssigkeit auf. Bei Einnahme der 9 Kräuter-Essenz ist es vorteilhaft, jeweils über den Tag verteilt etwa sechs bis acht Gläser gutes Quellwasser zu trinken, damit der Organismus freiwerdende Giftstoffe besser ausscheiden kann. Nur bei wenigen Krankheiten ist zu viel Wasser nicht ratsam (wann das der Fall ist, kann Ihnen am sichersten ein Experte der Traditionellen Chinesischen Medizin = TCM sagen). Mineralwasser eignet sich übrigens nicht als gesunder Flüssigkeitsersatz, solches mit Kohlensäure überhaupt nicht, weil enthaltene Mineralstoffe den Körper nur zusätzlich belasten. Mineralwasser mit viel Kalzium „für die Knochen“ zu trinken, ist nur einer der kolportierten Gesundheitsirrtümer, denn es gibt keinen Hinweis, dass dieses Kalzium vom Körper entsprechend verwertet wird – es könnte sich im Gegenteil sogar in den Gefäßen ablagern.

Emoto, Grander & Co

Nach wie vor ist es groß in Mode, diverse Wasserbelebungssysteme über Verkaufsnetzwerke anzubieten. Die Wirkung ist selten nachvollziehbar. Ein solches System konnte aber einigen wissenschaftlichen Versuchsreihen standhalten: die Erfindung des Österreichers Johann Grander. „Grander-Wasser“ wurde weltweit zum Begriff. Dem einfachen Tiroler Bergbauern Johann Grander, den man lange als „Spinner“ ansah, gelang es, das praktisch “ tote“ Wasser aus üblichen Leitungen verblüffend einfach wieder zu beleben. Wasserbelebung funktioniert aber sogar dann, wenn Sie über ein Glas Wasser einen persönlichen Segen sprechen, es kurz in die Sonne stellen, Worte wie Liebe und Glück in ihre Trinkgläser gravieren oder das kühle Nass über Bergkristalle in einen Krug gießen. Der berühmte japanische Wasserforscher Prof. Masaru Emoto hat das und noch viel mehr durch eindrucksvolle Fotos von den sich beim Gefrieren formenden Wasserkristallen dokumentiert. Wasser speichert jede Art von Information – positive wie negative – und gibt sie an den, der es nutzt, weiter. Ohne Werbung für ein bestimmtes Produkt oder Verfahren machen zu wollen, Tatsache bleibt: Wasser ist viel mehr als eben nur Wasser – es ist eines der größten Geschenke an die Menschheit. Den Indianern müsste man das nicht erst erklären. Für die Zubereitung der 9 Kräuter-Essenz sollten Sie das beste reine Wasser verwenden, das Sie bekommen können.

Anwenderberichte lassen darauf schließen, dass die Einnahme von 9 Kräuter-Essenz samt mehreren Gläsern Wasser pro Tag nicht nur den Körper wirksam entgiftet, sondern mit der Zeit auch zur natürlichen Regulierung von Unter- oder Übergewicht führt. Tatsächlich wurde mir öfter von Anwendern mitgeteilt, wie sich durch die langfristige Einnahme dieser Tee-Essenz, ganz ohne Diäten und umfangreichen Verzicht, ihre Gewichtsprobleme von selbst gelöst hätten.

31. DIE INHALTSSTOFFE DER 9 KRÄUTER-ESSENZ

In den folgenden Pflanzenporträts finden Sie sowohl aktuelle wissenschaftliche, als auch volksheilkundliche Informationen. Ich biete Ihnen sogar etwas absolut Unwissenschaftliches an: eine jeweils kurze „spirituelle Botschaft“ jeder Pflanze, wie ich sie persönlich empfinde. Solche Denkanstöße können den Prozess der Gesundung durchaus unterstützen. Wer diese Sichtweise ablehnt, mag sie getrost ignorieren.

Neun umfassend wirksame Bestandteile:

1. Große Klette (Arctium lappa) – engl.: Burdock root
Familie: Korbblütler (Compositae)

Inhaltsstoffe: ätherisches Öl, Glykosid, Gerb-, Bitter- und Schleimstoffe, Harze, antibiotische Wirkstoffe, Inulin, Sitosterin, Chlorogensäure u. a.
Wirkung: keimtötend, blutreinigend, harntreibend, schweißtreibend, den Blutzucker regulierend (antidiabetisch), fördert den Gallenfluss
Bestandteil in der Tee-Essenz: Wurzel

Die Klette war schon im Altertum eine viel genutzte Pflanze, bei Griechen und Römern stand sie in hohem Ansehen. Sie gehört in Amerika zu jenen Kräutern, die die Indianer „Fußstapfen des weißen Mannes“ nennen, weil sie mit den Spaniern und Engländern ins Land kamen. Sie lernten jedoch rasch, diese Pflanzen auf manchmal ganz neue Art und Weise zu nutzen. Klettenwurzel gehört zu jenen Wurzeldrogen, die wegen ihrer reinigenden und entgiftenden Eigenschaften oft als „Bärenmedizin“ bezeichnet werden. Interessant ist, dass auch der lateinische Name „Arctium“ vom griechischen Wort „arctos“ = Bär abstammt. Die wissenschaftliche Medizin betrachtet die Klettenwurzel als effektives Blutreinigungsmittel, ähnlich der Sarsaparillawurzel in der asiatischen Heilkunde.

In den Mixturen der Cree-, Ojibwa- und Cherokee-Medizin spielt die große Klette eine wichtige Rolle. Die Cherokee sind ein sehr zeremoniell orientierter Stamm. Früher mussten die Krieger vor Beginn einer jeden Schlacht ihren Körper mit einem Klettenabsud innerlich und äußerlich reinigen. Dies gab ihnen die geistig-spirituelle und physische Stärke für den Sieg.

Aus zerquetschten Klettenblättern und Eiweiß bereiteten manche Stämme eine Wundsalbe.

Eine Pflanze mit Breitenwirkung

Die traditionelle Verwendung der Klettenwurzel bezieht sich auf den Bereich der Leber und Gallenblase, des Magen-Darm-Trakts und der innersekretorischen Drüsen. Hier wirkt eine Abkochung reinigend, desinfizierend und entgiftend. Dies mag auch die gute Wirkung bei Nieren- und Blasenproblemen, vor allem Steinleiden, erklären. Klettenwurzelabsud fördert die Gallensekretion und ist ein Lebertonikum. Bei Frauenleiden führt eine bessere Lebertätigkeit zur Linderung von Menstruations- und Wechselbeschwerden (siehe dazu auch die Wirkung der Brennnessel). Rosemary Gladstar, Kräuterexpertin aus Vermont (USA), empfiehlt Klettenwurzeltee gegen Ödeme (Wasseransammlungen), besonders wenn diese im Zusammenhang mit der Menstruation auftreten. [31]

Die große Klette enthält bis zu 45 Prozent Inulin (nicht zu verwechseln mit Insulin!). Inulin ist ein Polysaccharid (Mehrfachzucker) und beeinflusst den Zuckerstoffwechsel des Körpers positiv, was die unterstützende Wirkung inulinhältiger Pflanzen bei Diabetes erklärt. Bei Gicht und Beschwerden des rheumatischen Formenkreises helfen Zubereitungen aus Klettenwurzel, den Körper zu entgiften und wieder eine gesunde Stoffwechsellage herzustellen. Selbst bei Lungenproblemen und „Engbrüstigkeit“ (Asthma?) hat man erfolgreich zu Klettenwurzeltee gegriffen.

Beachtlich ist die immunstärkende Wirkung der Klettenwurzel, die noch weitaus größer sein dürfte als bisher angenommen. Schon die Indianer benutzten sie daher in pflanzlichen Zubereitungen gegen die von Weißen eingeschleppten Geschlechtskrankheiten Syphilis und Gonorrhö (Tripper). Nach Aussagen des amerikanischen „Kräuterpapstes“ Dr. James A. Duke zeigen Klettenextrakte im Reagenzglas sogar eine Wirkung gegen das HI-Virus (Aids-Virus), ebenso wie das Benediktenkraut. Dies berichtete das angesehene Nachrichtenmagazin Lawrence Review of Natural Products. Auch Dr. Duke weist auf die sanft entwässernde Wirkung der Klette hin, weshalb sie zu den effektiven Mitteln gegen das prämenstruelle Syndrom gehört. [32]

Äußerlich ist ein Klettenabsud als Umschlag bei jeder Art von Hautproblemen nützlich. Dank der enthaltenen Chlorogensäure wirkt die Klette desinfizierend und reinigend auf die Hautoberfläche. Sie ist wirksam bei leichten Verbrennungen, Hautausschlägen, Akne, Schuppenflechte (Psoriasis) und Neurodermitis. Man legt mit Tee getränkte Kompressen etwa eine halbe Stunde auf die betroffenen Stellen. Innerlich unterstützt Klettenwurzeltee die Ausheilung dieser

Krankheiten. In der 9 Kräuter-Essenz ist die Wurzel der großen Klette der mengenmäßig größte Bestandteil.

Pflanzenbotschaft der Klette aus spiritueller Sicht: Die Klette klebt und klammert, wie wir das auch oft im Leben tun. Gerade deshalb kann ihr Pflanzengeist uns dabei helfen, das Gegenteil zu lernen: die Kunst des Loslassens. Wir müssen erkennen, dass viele Probleme nur durch Gleichmut zu überwinden sind.

2. Kleiner Ampfer (Rumex acetosella) – engl.: Sheep sorrel
Familie: Knöterichgewächse (Polygonaceae)

Inhaltsstoffe: Glykoside, Gerbstoffe, Oxalsäure (v. a. primäres Kaliumoxalat), Chlorophyll, organische Säuren, Kieselsäure, Antrachinone, Vitamine (v.a. Carotinoide, Vitamin C), Mineralstoffe und Spurenelemente (Eisen) u. a.
Wirkung: blutreinigend, antianämisch, harntreibend, appetitanregend, entzündungshemmend, zusammenziehend, kräftigend (tonisierend), leicht abführend, leicht fiebersenkend, krebsvorbeugend (antikanzerogen)
Bestandteil in der Tee-Essenz: Kraut

Der kleine Ampfer ist ein Verwandter unseres bekannten Sauerampfers (Rumex acetosa). Als Zugabe zu Suppen und Saucen ist Ampfer im Frühjahr sehr beliebt und heilsam. Die Indianer wussten ihn seit jeher gegen Vitamin-C-Mangel-Krankheiten wie Skorbut und bei Blutarmut einzusetzen – oft gemeinsam mit der ebenfalls in OIE enthaltenen Brunnenkresse. Durchblutungsstörungen, Leber- und Gallenbeschwerden wurden ebenfalls damit kuriert. Nach Dr. James A. Duke (s. o.) ist Ampfer ein häufiger Bestandteil immunstärkender Kräuterzubereitungen. Äußerlich eignet er sich zu Mundspülungen, die das Zahnfleisch kräftigen.

Wie alle Ampfer-Arten enthält der kleine Ampfer Oxalsäure, die beim Verzehr großer Mengen roher Pflanzen nierenschädigend wirken kann. Wir aßen als Kinder jedoch regelmäßig Sauerampferblätter ohne jeden Nachteil, denn schon wegen des Geschmacks blieb es beim Kosten. Die Oxalsäure hat auch positive Seiten, denn sie verbessert durch ihre chemischen Eigenschaften die Sauerstofflage des Organismus. Ampfer wirkt auf viele Stoffwechselvorgänge wie ein biologischer Katalysator (Beschleuniger). Die enthaltenen Carotinoide (Vorstufen des Vitamins A) und das Vitamin C wirken tumorhemmend und helfen, freie Radikale (s.o.) unschädlich zu machen. Man kann den Ampfer daher getrost als kraftvollen Helfer zur Krebsvorbeugung bezeichnen.

Die enthaltenen organischen Säuren des Ampfers haben einen günstigen Einfluss auf Leber, Galle, Magen- und Darmtrakt, also den gesamten Verdauungsapparat, was bei Frühjahrskuren von großem Wert ist. Das grüne Farbpigment Chlorophyll wirkt günstig auf die Blutbildung und die Versorgung der Körperzellen mit Sauerstoff. Krebs ist, wie man inzwischen weiß, vor allem eine „Sauerstoff-Mangelkrankheit", d. h. die gesunde Zellatmung ist über längere Zeit stark eingeschränkt, wodurch freie Radikale leichtes Spiel haben.

In der 9 Kräuter-Essenz ist der kleine Ampfer eine wichtige Komponente, die zusammen mit der Brunnenkresse und der Brennnessel für eine umfassende blutreinigende, aufbauende und abwehrstärkende Wirkung sorgt.

Pflanzenbotschaft des Ampfers aus spiritueller Sicht: „Sauer" wirkt auf unsere Geschmacksnerven anregend, ein allzu saures Milieu macht den Körper krank. Hören wir auf, immer die Schuld bei anderen zu suchen und auf Gott und die Welt „sauer" zu sein. Üben wir mehr gütige Nachsicht mit uns selbst und den Mitmenschen.

3. Rotulme (Ulmus rubra / Ulmus fulva) – engl.: Slippery elm / Red elm
Familie: Ulmengewächse (Ulmaceae)

Inhaltsstoffe: Schleimstoffe, Gerbstoffe, Polysaccharide, Stärke, Kalziumsalze, Vitamin C
Wirkung: zusammenziehend, erweichend, harntreibend, auswurffördernd, antibiotisch, entzündungshemmend, nährstoffreich und stärkend
Bestandteil in der Tee-Essenz: innere Rinde

Die pulverisierte innere Rinde der Rotulme ist eines der wirksamsten und unschädlichsten Heil- und Kräftigungsmittel, die es gibt. In Europa kennt man sie kaum, doch alle Indianerstämme Nordamerikas nutzten sie über Jahrhunderte gegen verschiedenste Leiden, als Medizin zur Gesunderhaltung, gegen alle Erkältungen und jede Art von Entzündung.

Durch die große Menge an Pflanzenschleim wirkt Rotulmenrinde beruhigend auf die Schleimhäute des ganzen Körpers. Sie lindert Reizungen und Entzündungen des Magen-Darm-Traktes, der Nieren und Harnwege, der Atemwege und der Fortpflanzungsorgane. Das Pulver kann mit warmen Wasser oder Milch zu einem Brei angerührt werden, der Verdauungsstörungen und Sodbrennen lindert. Durch Zugabe von etwas Honig, Ahornsirup, Zimt oder Ingwerpulver verbessert sich der Geschmack, und man erhält ein äußerst nährstoffreiches, völlig natürliches Kräftigungsmittel. Die Indianer sollen einen Teelöffel dieses Breis schon ihren Säuglingen und Kleinkindern gegeben und sie so wirksam vor Infektionen geschützt haben. Die Pillager-Ojibwa behandelten Rachen- und Mandelentzündungen mit Ulmenrindentee, die Catawba wandten ihn sogar bei Tuberkulose an. [33] Gegen Bronchitis, Halsschmerzen und Hustenreiz ist Ulmenrinde ein ebenso sicheres wie probates Mittel. Das bestätigte sogar die ansonsten recht kräuterfeindliche amerikanische Arzneimittelbehörde.

Von Gastritis, Reizmagen und Übersäuerung, bis hin zu Magengeschwüren werden durch Rotulme günstig beeinflusst. Die 9 Kräuter-Tee-Formel, worin die Ulmenrinde wichtiger Bestandteil ist, sollte daher auch einen Versuch bei Morbus Crohn (Darmentzündung) oder Colitis ulcerosa (geschwüriger Dickdarmentzündung) wert sein. Dr. Andrew Weil, Autor, Naturheilexperte und Professor am College of Medicine in Tuscon/Arizona, empfiehlt Rotulme gegen Divertikulitis (Schleimhautwucherungen des Darms), weil sie heilend, beruhigend und verdauungsfördernd wirkt. [34] Ulmenrinde kuriert sogar sehr starke, ruhrartige Durchfälle. Dasselbe gilt bei Entzündungen von Niere und Blase, Harnverhalten oder dem Syndrom der „nervösen“ Reizblase. Die Ulmenrinde harmoniert hier besonders gut mit der Brennnessel (Synergie-Effekt).

Äußerlich eignet sich ein Gemisch aus Ulmenrindenpulver und Wasser oder Glycerin ausgezeichnet als heilender Umschlag auf Wunden, entzündeter Haut, Ausschlägen oder Verbrennungen. Als Zugsalbe für Furunkel und Abszesse wurde dieser Brei von den Indianern häufig angewandt. Mit der 9 Kräuter-Essenz lassen sich auch wirksame Bäder und Umschläge zur Behandlung geschädigter Haut herstellen (s.u.). Ulmenrinde tut hier ihre Wirkung durch spezielle Pflanzenstoffe, so genannte oligomere Procyanide, die als starke Antioxidanzien gelten.

Pflanzenbotschaft der Rotulme aus spiritueller Sicht: Ulmenrinde verkörpert die Kraft der Bäume. Wir legen uns gern einen schützenden Panzer, eine „Rinde“ zu, doch oft lässt uns das hart und einsam werden. Brechen wir diesen seelischen Panzer auf, damit Reinigung und Heilung eintreten kann. Machen wir unsere Seele „gleitfähiger“.

4. Große Brennnessel (Urtica dioica) – engl.: stinging nettle
Familie: Nesselgewächse (Urticaceae)

Inhaltsstoffe: Gerbstoffe, Ameisensäure und Histamin in den Brennhaaren, Acetylcholin, Vitamine, Mineralstoffe und Spurenelemente, Chlorophyll u. a.

Wirkung: harntreibend, milchfördernd, entgiftend, entstauend, blutstillend, zusammenziehend, entzündungswidrig, blutzuckersenkend (?), krebsvorbeugend (antikanzerogen)
Bestandteil in der Tee-Essenz: Kraut

Die Brennnessel ist heute über die ganze Erde verbreitet und wächst sogar noch in Island. Nur in Südafrika und den arktischen Regionen fehlt sie. Überall, wo Menschen sich niederlassen, folgt sie ihnen auf dem Fuß und meint es damit gut, denn ihre Heilwirkungen sind überaus zahlreich. Wegen der enthaltenen Aminosäuren (Eiweißbausteine), Vitamine (v. a. Provitamin A, Vitamin C) und Mineralstoffe (v. a. Kalzium, Eisen und Kieselsäure) ist sie auch ein wertvolles Nahrungsmittel. Frühjahrskuren werden durch die frische Brennnessel optimal unterstützt, und man sollte sie bis in den Sommer hinein so oft wie möglich als Suppe, Salat etc. essen.

Auch eine Frauenpflanze

Im alten Ägypten schrieb man der Brennnessel u. a. einen stärkenden Effekt bei verhaltener Menstruation und in den Wechseljahren zu. Dies wird von Heilpflanzenkennern bestätigt, z. B. von Anne McIntyre, die ihre Wirkung gegen starke Monatsblutungen und beim prämenstruellen Syndrom (PMS) hervorhebt. [35] Sie ist hier einer Meinung mit dem anerkannten Kräuterexperten Dr. James A. Duke, der die Brennnessel bei Frauenproblemen in Kombination mit der großen Klette (!) empfiehlt. [36] Man kann diese Wirkung auch wissenschaftlich erklären: Brennnesseln enthalten nämlich viel von dem Spurenelement Bor, welches für eine bessere Ausnutzung des körpereigenen Hormons Östrogen sorgt. Das wiederum hebt Stimmung und Wohlbefinden. Bei stillenden Müttern fördert die Brennnessel, wie man seit Jahrhunderten weiß, den Milchfluss. Sie ist also eine echte „Frauenpflanze“, die in jedem Garten einen Ehrenplatz verdient.

Der berühmte Heilkundige Paracelsus empfahl schon im Mittelalter die Brennnessel gegen Husten und Wassersucht sowie bei Leberbeschwerden. Allgemein hieß es, sie habe die Kraft, „den Menschen vor dem Stein zu bewahren“. Später stellte Pfarrer Kneipp fest, eine beginnende Wassersucht sei gut mit „Brennesselthee“ zu kurieren, und dieser räume überhaupt mit „faulen Säften im Körper“ auf. Mit der Brennnessel kann eine sehr wirksame Durchspülung der ableitenden Harnwege (Nieren, Blase) erzielt werden. Ihre Wirkung gegen Prostatavergrößerung wurde erst kürzlich entdeckt. Dr. James A. Duke bestätigt, dass die unscheinbare Brennnessel auch den nächtlichen Harndrang wirksam beseitigt.

Tee aus Brennnesseln regt die Ausscheidung von Harnsäure an und beeinflusst den Säure-Basen-Haushalt des Körpers günstig. Übersäuerung durch zu viel Industrienahrung, Zucker- und Weißmehlprodukte ist heute ein großes Problem und die Ursache vieler Beschwerden. Als Folge zeigen sich Gicht, Arthritis und rheumatische Beschwerden, die jeweils durch eine Entgiftungskur mit Kräutern gelindert oder sogar geheilt werden können. Auch das Beschwerdebild der Fibromyalgie („Alles tut mir weh"-Syndrom) kann so gebessert werden. Seit jeher wird die Brennnessel außerdem bei Anämien, bei Schwäche und Erschöpfungszuständen (heute:„Burn-out") sehr erfolgreich eingesetzt, da sie die Blutbildung unterstützt und die Zellatmung verbessert.

Die Brennnessel kann noch mehr

Im Verdauungstrakt wirkt die Brennnessel gegen Entzündungen, Durchfall und Blähungsbeschwerden. Ein Versuch mit der 9 Kräuter-Formel ist daher auch bei entzündlichen Darmerkrankungen wie Colitis Ulcerosa und Morbus Crohn lohnend, wo die Schulmedizin bisher nur wenig anzubieten hat (siehe dazu auch oben unter Rotulme). Auf die Atemwege wirkt die Brennnessel lindernd bei Allergien (Heuschnupfen) und Asthma. Immer wieder stößt man auf Berichte, wonach sie sogar gegen Tuberkulose (natürlich zusätzlich zur ärztlichen Therapie) wirksam sein soll (auch hier im Zusammenwirken mit der ebenfalls in der Tee-Essenz enthaltenen Brunnenkresse).

Dass die Brennnessel den Zuckerhaushalt des Körpers regulieren hilft, gilt zum Teil als unsicher. Nach dem synergistischen Prinzip (siehe oben) ist aber davon auszugehen, dass sie in der 9 Kräuter-Essenz, in Verbindung mit der Klette, auch diese Wirkung entfaltet. Die Brennnessel wurde von der kräuterkundigen Äbtissin Hildegard von Bingen, deren Schriften („Hildegardmedizin") bei uns eine verdiente Renaissance erleben, hoch geschätzt. Hildegard verordnete sie gegen „schädliche und üble Säfte, die im Menschen giftig sind" (Blutreinigung), und sie befreit, so die Klosterfrau, „den Magen von jedem krankhaften Schleim" (Gastritis, Übersäuerung, Reizmagen). Die Brennnessel ist eine der wenigen Pflanzen, die Hildegard statt in Wein, als Kräutertee empfahl.

Ihre Pflanzenbotschaft aus spiritueller Sicht: Die Nessel brennt und sticht, der Kontakt mit ihr verursacht einen deutlichen Ausschlag. Ihre Natur kann uns lehren, dass auch der brennendste Schmerz vorübergeht. Wir müssen jedoch bereit sein, ihn zuzulassen und nach außen zu bringen, bevor eine Heilung einsetzen kann.

5. Kardobenediktenkraut / Echtes Benediktenkraut / Benediktendistel (Carduus benedictus / Cnicus benedictus) – engl.: Blessed thistle herb / Holy thistle herb
Familie: Korbblütler (Compositae)

Inhaltsstoffe: Gerbstoffe, Bitterstoffe (Cnicin), Schleimstoff, ätherische Öle, Phytosterin, Vitamine (A,B1), Mineralsalze, u.a.
Wirkung: fiebersenkend, verdauungsfördernd, harntreibend, schweißtreibend, keimtötend (antiseptisch), appetitanregend, blutreinigend, stärkend (tonisch), beruhigend (sedativ), krebsvorbeugend (antikanzerogen), tumorhemmend (antineoplastisch)
Bestandteil in der Tee-Essenz: Kraut

Das echte Benediktenkraut, benannt nach den Benediktinermönchen, hatte bereits im Mittelalter bei uns eine große medizinische Bedeutung. Die Pflanze wurde als Abwehrkraut gegen die Pest angesehen und war als Bitterstoffdroge in zahlreichen Tees gegen Magen- und Darmerkrankungen, speziell auch bei Geschwüren und Krebs, enthalten. Schon 1350 empfahl der Alchimist Arnoldus Villanovus die „Heilige Distel“, und Galen von Pergamon schreibt, sie „öffne die verstopften Organe“. Tatsächlich meint die Volksheilkunde, es gäbe außer der Schafgarbe kaum ein Heilkraut, das auf die gesamte Konstitution des Menschen so kräftigend und reinigend wirkt wie die Benediktendistel. Als Einzeldroge ist mit dieser Pflanze Vorsicht geboten, da sie leicht überdosiert werden kann. In der 9 Kräuter-Essenz ist diese Gefahr nicht gegeben. Die Benediktendistel scheint sich hier mengenmäßig perfekt in die Sinfonie (und Synergie) der übrigen Ingredienzen einzureihen.

Eine Hauptwirkung des Kardobenediktenkrauts erstreckt sich auf das gesamte Verdauungs- und Pfortadersystem. Die Pflanze wirkt bei Sekretionsmangel des Magens, aber auch bei Übersäuerung, sie stimuliert den Gallenfluss, unterstützt die Leber und fördert die Fettverdauung. Sie ist sehr hilfreich bei einer Bauchspeicheldrüsenschwäche (Pankreasinsuffizienz). Bei infektiöser Gelbsucht (Hepatitis) wurde das Kraut viel verwendet, es ist daher auch ein Mittel der Wahl bei Fettleber und beginnender Zirrhose. Durch ihre antibiotischen und keimtötenden Eigenschaften ist die Benediktendistel außerdem geeignet, die Spätfolgen von Lebensmittelvergiftungen auszukurieren. Diese keimtötende Wirkung wurde erst spät von der Wissenschaft erkannt. Sie erklärt jedoch die traditionelle Verwendung des Benediktenkraut-Tees zur Reinigung von Wunden und Geschwüren. Nach Dr. James A. Duke hat sich dieses Heilkraut, ebenso wie die große Klette, in Labortests sogar als wirksam gegen das HI-Virus (Aids-Virus) erwiesen. [37] Wegen seiner bitter-tonischen und verdauungsfördernden Eigenschaften wirkt das Benediktenkraut auf den Organismus stark entgiftend und reinigend. Nach langer Krankheit hilft dieser Tee wieder auf die Beine, bei Infektionskrankheiten ist er, gemäß europäischer Volksheilkunde, fiebersenkend sowie schleimlösend und desinfizierend bei Husten, Bronchitis und Schnupfen.

Wirksam gegen Frauenleiden

Die Heilpflanzenexpertin Anne McIntyre lobt das Kardobenediktenkraut als sehr wertvolle Frauenpflanze. Es lindert menstruationsbedingte Kopfschmerzen und löst die verhaltene Menstruation aus. Bei stillenden Müttern soll sie den Milchfluss fördern. Nur in der Schwangerschaft sollte man das Kraut meiden. In den Wechseljahren wirkt die Benediktendistel wegen ihrer reinigenden und entgiftenden Eigenschaften günstig und ergänzt sich daher in der 9 Kräuter-Essenz optimal mit Brennnessel, Brunnenkresse, Ampfer und dem Rotklee. [38] Der Volksmund schrieb der „Heiligen Distel" immer schon eine Wirkung gegen Krebs zu. Ein wissenschaftlicher Beweis steht noch aus, doch ist es mehr als wahrscheinlich, dass die Erfolge, welche schon über die indianische Tee-Formel bei Tumorerkrankungen berichtet wurden, auf „antineoplastische" (= tumorhemmende) Pflanzen wie das Benediktenkraut und die Mistel sowie Ampfer, Brunnenkresse und Rotklee zurückzuführen sind. Diese sind ebenso hilfreich, damit ein erfolgreich behandelter Krebs möglichst nicht wiederkommt.

Pflanzenbotschaft aus spiritueller Sicht: Die „bittere, kratzbürstige" Distel kann uns zeigen, dass auch das Leben oft bitter und ungerecht ist. Dennoch lernen wir durch diese schmerzlichen Erfahrungen, die Süße unseres Daseins wieder neu zu schätzen. Verbitterung ist Gift für die Seele, „bittere Medizin" zur Reinigung dagegen heilsam.

6. Mistel (Phoradendron flavescens, fam. Viscum album) – engl.: Misteltoe
Familie: Mistelgewächse (Loranthaceae)

Inhaltsstoffe: Viscotoxin, Proteine, darunter eine tumorhemmende Eiweißverbindung, Galaktoside (immunmodulierende Lektine), Cholinderivate, herzwirksame Verbindungen der Klasse Phenylpropane und Lignane; Inosit, Urson, Quercitrin u. a.
Wirkung: gefäßerweiternd, blutdruckregulierend, menstruationsfördernd, abwehrstärkend (immunmodulierend), tumorhemmend und krebsvorbeugend (antikanzerogen)
Bestandteile in der Tee-Essenz: Blätter

Die Mistel galt schon immer als „magischer“ Sonderfall unter den Pflanzen. Sie ist ein Halbparasit, der auf Bäumen wächst und ihnen Nährstoffe und Wasser entzieht. Aber sie kann durch Photosynthese auch selbständig wachsen, und nur selten bringt ihr Schmarotzertum einen Baum zum Absterben. Bei Bäumen, die auf Wasseradern stehen, scheint sie sogar zu deren Gesundheit beizutragen. Es gibt Laubholz-, Tannen- und Kiefernmisteln, denen man seit Jahrtausenden bestimmte Heilkräfte zuordnet. Viel verwendet wird ein Extrakt der Apfelbaummistel. Entgegen zahlreicher Behauptungen kommt die Mistel auch in Nordamerika vor und wird von den Indianern seit langem genutzt.

Die Eichenmistel war den Kelten heilig, schon Hippokrates und Paracelsus wandten Mistelextrakte an, und Rudolf Steiner, dem Begründer der Anthroposophie, gebührt das Verdienst, ihren Wert als unterstützendes Mittel bei der Krebsheilung erforscht zu haben. Die Misteltherapie ist heute eine auch von der Schulmedizin zumindest „geduldete“, komplementäre (ergänzende) Behandlungsform bei Krebs. Sie wird hier als Präparat gespritzt, was nicht zu dem Schluss verleiten darf, sie wäre in keiner anderen Form wirksam. Eine vorbeugende Wirkung gegen das Krebsgeschehen ist auch für den Blattauszug anzunehmen, da die Mistel das gesamte Immunsystem stimuliert. Dass man in dieser 9 Kräuter-Essenz nicht den üblichen Kaltauszug nutzt, sondern Mistelblätter einfach als synergistischen Bestandteil beifügte, ist jedenfalls interessant.

Traditionelle Verwendung

Tee aus Mistelblättern wurde in der europäischen Volksheilkunde immer schon erfolgreich zur Regulierung des Blutdrucks und der Herztätigkeit, bei Gefäßkrämpfen sowie gegen Arteriosklerose eingesetzt. Die Mistel bessert kalte Extremitäten und das bekannte „Ameisenlaufen“ bei schlechter Durchblutung, zeigt aber auch bei Lungenleiden Wirkung. Die älteste bekannte Anwendung betrifft Schwindel und Epilepsie; traditionell wurde sie auch gegen Frauenleiden, z. B. Hitzewallungen, Migräne und Blutandrang zum Kopf, sowie zur Regulierung der Monatsblutung eingesetzt. In der Rekonvaleszenz (Erholungsphase) nach schweren Krankheiten wirkt die Mistel kreislauf- und herzstärkend. Obwohl die Hinweise auf eine Giftigkeit dieser Pflanze (Arten von Nadelbäumen sollen am gehaltvollsten sein) leicht überzogen sind, sollten Sie Selbstversuche mit Mistelextrakten besser unterlassen. In der Tee-Essenz erfüllt die Mistel ihre Funktion als Teil eines harmonischen Ganzen. Was nur zeigt, dass wir über die „Alchemie“ und Wirkung von „Multicompounds“ (Vielstoffarzneien) wie ja auch die 9 Kräuter-Essenz eines ist, wohl noch viel zu wenig wissen.

Pflanzenbotschaft aus spiritueller Sicht: Die Mistel nimmt und gibt zugleich, sie ordnet und harmonisiert Energien. Auch wir müssen einen Ausgleich zwischen Geben und Nehmen herstellen, anders können wir nicht glücklich sein. Krebszellen sind energiesaugende „Terroristen", sie nehmen rücksichtslos, ohne etwas zu geben. Doch man kann diese Krankheit auch als Chance begreifen, ein neues Gleichgewicht im Leben zu finden.

7. Braunalgen / Tali / Fingertang (Laminaria digitata) – engl.: Kelp

Inhaltsstoffe: Kohlenhydrate (Alginsäure, Carrageen, Laminarane u. a.), Lipide, Proteine (Aminosäuren), Pigmente (Carotin, Chlorophyll, Xanthophyll), Vitamine, Makro- und Spurenelemente, Phytohormone (Gibberilline) u. a.
Wirkung: reinigend, entgiftend, nährend, stoffwechselanregend, schlankheitsfördernd
Bestandteil in der Tee-Essenz: Thallus (Laub)

Braunalgen leben fast ausschließlich im Meer und umfassen über 250 Gattungen mit ca. 2000 Arten. Einige sind mikroskopisch kleine Mehrzeller, andere (z. B. Bull Kelp) werden viele Meter lang. Braunalgen, vor allem die Fucus- und Laminaria-Arten, können in ihren Zellen das Jod des Seewassers konzentrieren. Dieses Spurenelement ist unabdingbar für die Schilddrüsenfunktion und wirkt auch als Jungbrunnen für die Haut. Der Nährstoffgehalt von Meeresalgen ist beachtlich: sie enthalten im Durchschnitt zehnmal mehr Vitamine als frisches Gemüse (darunter viel Provitamin A, Folsäure und das für Vegetarier so wichtige B12), außerdem Mineralien, seltene Mikroelemente, Farbpigmente und Phytohormone.

Die in der 9 Kräuter-Essenz enthaltene Braunalge gehört zur Ordnung der Laminariales, welche die größten bekannten Tange, die bis zu 60 Meter lang werden, umfasst. Laminaria digitata, auch Tali oder Fingertang genannt, wächst in großen Beständen an den Küsten des nördlichen Atlantiks und des Pazifischen Ozeans. Gemischt mit anderen essbaren Algen, gilt Laminaria als äußerst hochwertige Eiweißquelle für die Nahrungsmittelindustrie. In den Küstengebieten Europas werden diese Algen als Viehfutter und zum Düngen verwendet. Laminaria-Arten haben die Besonderheit, die Aufnahme des Mineralstoffes Magnesium in den Organismus um bis zu 40 Prozent zu steigern. Magnesium spielt eine wichtige Rolle für das Nervensystem und bei der Heilung von Blutarmut. Ein weiterer interessanter Wirkstoff in Braunalgen ist das Laminin, eine basische Aminosäure, die sich in klinischen Versuchen als hilfreich bei Bluthochdruck erwiesen hat. [39]

Lebenselexier Jod

Die vielleicht wichtigste Komponente in Braunalgen ist ihr natürlicher Jodgehalt. Unsere Schilddrüse braucht Jod für die Produktion ihrer Hormone Thyroxin und Trijodthyronin. Fehlt der Schilddrüse Jod, reagiert sie mit einer Gewebsvermehrung (Kropf) und versucht so, mehr davon aus der Nahrung herauszufiltern. Extremer Jodmangel ist besonders in der Schwangerschaft gefährlich, weil das ungeborene Kind geistige Schäden (Kretinismus) davontragen kann. 240µg Jod reichen aus, um alle Körperfunktionen im Gleichgewicht zu halten, diese winzige Menge ist aber für ein normales Funktionieren des Stoffwechsels unabdingbar. Künstliche Jodierung von Kochsalz bleibt umstritten, das Jod in Algen ist dagegen organisch gebunden und durch seine Ähnlichkeit mit Thyroxin für die Schilddrüse sofort verwertbar. Der US-Autor und Pharmakologe Dr. Daniel Mowrey stellte fest, dass Schilddrüsenerkrankungen und deren Folgen bei Japanern, die regelmäßig Meeresalgen essen, praktisch unbekannt sind. [40] Die vielfach berichtete Gewichtsregulierung durch die 9 Kräuter-Formel dürfte vor allem mit seiner ausgleichenden Wirkung auf die innersekretorischen Drüsen durch Kelp sowie der zusätzlich jodhaltigen Brunnenkresse zu tun haben.

Der Tod sitzt im Darm

Diese alte Weisheit hat ihre Berechtigung, weil nur eine reibungslose Verdauung die Gesundheit des Körpers garantiert. Algen sind durch die enthaltene Alginsäure ein effektives Darmreinigungs- und Darmpflegemittel. Laminaria digitata ergänzt sich hier in der 9 Kräuter-Formel ausgezeichnet mit der Rotulmenrinde. Bei längerem Verzehr von Algen können sogar bereits in den Knochen abgelagerte Isotope (aus radioaktiver Verstrahlung) wieder gelöst und ausgeschieden werden. Das ergaben japanische Versuche nach der Atombomben-Katastrophe von Hiroshima.

Eine regelmäßige Entgiftung und Reinigung des Organismus ist auch wichtig bei allen Hautkrankheiten und diversen Allergien, die in der Regel nur ein Spiegel für Schädigungen der Darmschleimhaut sind. Auch rheumatische Schmerzen oder Migräne treten oft als Ergebnis einer lang dauernden inneren Vergiftung auf. Dem wirken Braunalgen entgegen, weshalb sie in der Rezeptur der 9 Kräuter-Essenz eine sehr spezielle Komponente darstellen.

Ob Algen eine spirituelle Botschaft haben? Ich meine, es genügt, wenn sie uns daran erinnern, dass unsere Vorfahren aus dem Meer stammen und wir dieses empfindliche Ökosystem erhalten müssen, wollen wir nicht selbst zu Grunde gehen.

8. Echte Brunnenkresse (Nasturtium officinale) – engl.: Watercress
Familie: Kreuzblütler (Cruciferae / Brassicaceae)

Inhaltsstoffe: Senfölglykoside (Glykonasturtiin), Schwefelverbindungen, Vitamine A, C, D, E, Kalium, Mikroelemente (v.a. Eisen und Jod)
Wirkung: keimtötend und desinfinzierend, schleimlösend (sekretolytisch), harntreibend, galletreibend, verdauungsfördernd, blutreinigend, fiebersenkend, stoffwechselanregend, durchblutungsfördernd (hyperämisierend), blutzuckersenkend (?)
Bestandteil in der Tee-Essenz: Kraut

Die echte Brunnenkresse ist fast jedem als Beigabe zu Wildkräutergerichten bekannt. Sie wird in rohem Zustand für Blutreinigungskuren empfohlen, es stimmt jedoch keinesfalls, dass sie in getrockneter Form bzw. als Tee wertlos wäre. Roh genossen, kann das Kraut im Gegenteil zu Blasenreizungen führen. Als Bestandteil der 9 Kräuter-Essenz entfaltet die Brunnenkresse sichtlich desinfizierende, reinigende und zellschützende Eigenschaften.

Schon in der mittelalterlichen Klostermedizin wurden die „wärmenden und trocknenden Kräfte“ der Brunnenkresse gerühmt, weshalb sie Krankheiten der Harnwege, Verdauungsorgane und Atemwege gleichermaßen lindere. Das Lorscher Arzneibuch erwähnt den Nutzen dieses reinigenden Krautes gegen Hautleiden. Hildegard von Bingen empfahl gedünstete (!) Brunnenkresse bei Gelbsucht und Verdauungsschwäche. [41]

Der berühmte Schweizer Forscher und Naturheilspezialist Alfred Vogel stellte wiederholt fest, dass die Brunnenkresse zu den hochwirksamen natürlichen Antibiotika gehört – neben Kapuzinerkresse, Meerrettich (Kren) oder Knoblauch. [42]

Von einiger Bedeutung ist der hohe Jodgehalt der Brunnenkresse, der – wie schon unter Kelp beschrieben – ausgleichend auf die Schilddrüse wirkt. Ihre übrigen Inhaltsstoffe machen die Brunnenkresse zu einem Mittel gegen alle Schwächen der innersekretorischen Drüsen (Bauchspeicheldrüse, Leber und Gallenblase), auch eine günstige Wirkung auf den Blutzucker wird vermutet. Der Gehalt an den antioxidativen Vitaminen A, C, D und E macht die Pflanze nicht nur zu einem idealen Helfer gegen Erschöpfung und Müdigkeit, sie gehört damit auch zu den krebsvorbeugenden Heilkräutern und ist ein effektives Blutreinigungs- und Aufbaumittel. Dr. James A. Duke empfiehlt Brunnenkresse, zusammen mit Ingwer, als Tee gegen Erkältung, Fieber und Husten. Der US-Pharmazeut und Autor Dr. Albert Leung berichtet, wie Brunnenkresse zur Zeit des Eisenbahnbaues von chinesischen Einwanderern erfolgreich gegen die weit verbreitete Tuberkulose eingesetzt und später auch in China bekannt gemacht wurde. [43]

Botschaft der Brunnenkresse aus spiritueller Sicht: Diese Pflanze braucht viel Wasser, an zu trockenen Standorten geht sie ein. Auch wir müssen im Leben einen Platz finden, wo wir nicht verdorren – wo wir geschätzt werden und sein dürfen, wer wir sind. Niemand kann ohne Anerkennung und Liebe auf Dauer glücklich sein.

9. Rotklee (Trifolium pratense) – engl.: Red clover
Familie: Schmetterlingsblütler (Fabaceae / Leguminosae)

Inhaltsstoffe: Glykoside, Saponine, Tannine, Gerb- und Schleimstoffe, Phytoöstrogene vom Typ Isoflavone (Genistein, Daidzein, Formonontein, Biochanin A), organische Säuren, Farbstoffe u. a.
Wirkung: zusammenziehend (adstringierend), entzündungshemmend, epithel- und narbenbildend (hautwirksam), hormonstimulierend, krebsvorbeugend (antikanzerogen), tumorhemmend (antiangiogenetisch)
Bestandteile in der Tee-Essenz: Blüten

Rotklee ist im deutschsprachigen Raum schon länger wieder gefragt. Nach dem kläglichen Scheitern der vielgepriesenen Hormonersatztherapie gegen Wechseljahrbeschwerden haben die Forscher sich nämlich vermehrt den Phytohormonen aus Pflanzen zugewandt. Dabei „entdeckte“ man die besonderen Eigenschaften des Rotklees, die allerdings schon im Mittelalter bekannt waren. Ebenso wussten die Indianer über den Wert von Rotkleeblüten gegen Frauenleiden Bescheid. Extrahiert und verkapselt werden derzeit bestimmte Inhaltsstoffe des Rotklees als Designerpräparate verkauft. Billiger und genauso gut (wegen der synergistischen Wirkung sogar besser) wäre es, einfach den Tee zu trinken. In der 9 Kräuter-Formel vereinigen sich die Kräfte des Rotklees mit anderen hormonwirksamen Pflanzen wie der Klette, dem Kardobenediktenkraut und der Brennnessel.

Die Volksheilkunde empfiehlt Tee aus Rotklee gegen Husten und Bronchialkatarrh, bei Durchfall und Magenbeschwerden. Die Anwendung bei Frauenleiden im Zusammenhang mit Menstruation und Klimakterium (Wechseljahre) ist ebenso lange bekannt. Äußerlich waren Umschläge mit Rotkleeabsud gegen verschiedenste Hautleiden üblich. Ein großer Vorteil von Rotklee-Tee ist sein guter Geschmack, weshalb Rotkleeblüten auch vielen anderen Heilkräutertees zugegeben wurden. Der Rotklee ist eine unspektakuläre, harmlose Pflanze, was Forscher gerne mit unwirksam gleichsetzen, aber das genaue Gegenteil scheint hier der Fall zu sein. Rotklee enthält 1 bis 2,5% sekundäre Phytochemikalien vom Typ Isoflavone. Diese Stoffe wirken wie körpereigene Hormone und sind ausgezeichnet geeignet, um Beschwerden zu beseitigen, die auf Hormonmangel beruhen. Dabei ist dieser Tee für Frauen wie Männer heilsam (letztere sind bekanntlich ebenso von „Wechseljahren" betroffen). Es sind vor allem vier Substanzen, die die Wirkung von Rotklee ausmachen: Genistein (im Rotklee finden wir den 50-fachen Gehalt von Sojabohnen, der zweitbesten Quelle), Daidzein sowie deren biochemische Vorstufen Biochanin A und Formonontein.

Dr. James A. Duke schreibt, dass Genistein sich in Forschungen als antiangiogenetisch erwiesen hat. Als Angiogenese bezeichnet man jenen Vorgang, mit dem Krebstumore sich ihre Versorgung aus umliegenden Geweben sichern. Genistein wirkt dieser Aktivität entgegen. Außerdem ergab eine US-Studie, dass Frauen nach den Wechseljahren, die sich 2 Wochen lang mit viel Soja und Rotklee ernährten, bereits einen deutlich höheren Östrogenspiegel aufwiesen als Vergleichspersonen.[44] Dr. Duke berichtet weiters, ein Unternehmer habe ihn nach einer Quelle für 50 Tonnen Rotklee gefragt. Er wollte daraus nämlich einen gesunden Kautabak herstellen. Rotklee hat sich in diesem Zusammenhang als generelle Hilfe beim Abgewöhnen des Rauchens erwiesen, denn der Tee mindert offensichtlich das Verlangen nach Tabak. [45] Wenn Sie „es" daher endlich lassen möchten: die eine oder andere Tasse Tee aus Rotkleeblüten, zusätzlich zu einer Kur mit der 9 Kräuter-Essenz, kann diese Entscheidung wirksam unterstützen.

Botschaft des Rotklees aus spiritueller Sicht: Im Einfachen liegt oft große Kraft. Der gewöhnliche „Wiesenklee" enthält offenbar ein Heilpotenzial, das man kaum in ihm vermuten würde. Jedes Leben, und sei es noch so unscheinbar, ist gleich wertvoll, und wenn wir näher hinsehen, entdecken wir oft kleine Wunder. Lernen wir wieder, auf das Einfache zu achten.

32. WEITSICHT EINER INDIANISCHEN EXPERTIN

Die Medizinfrau White Swallow soll sich vor der Weitergabe des Rezepts, als wichtigen Schritt zur Perfektionierung von „Utinam" entschieden haben, die in älteren Rezepturen enthaltene Rhabarberwurzel durch die große Brennnessel zu ersetzen, da der moderne westliche Mensch immer öfter mit Problemen der ableitenden Harnwege und des Magen-Darm-Traktes zu kämpfen hat. Sie scheint geradezu unser „Zeitalter des Burnout" vorausgeahnt zu haben, wo die einfache Brennnessel eine der wichtigsten Gesundheitshelfer sein kann. Auch ist ihr positiver Einfluss auf den Organismus umfassender als jener durch die Rhabarberwurzel (nach Erkenntnissen der TCM passt diese etwa „typmäßig" weitaus nicht zu jedem Kranken). Sie wirkt eher isoliert, ziemlich drastisch, und kann bei Selbstanwendung und höherer Dosierung Probleme hervorrufen. Damit aber hat White Swallow zugleich ein Problem beseitigt, das die allgemeine Zulassung und Verfügbarkeit der Tee-Formel durch die Behörden ziemlich sicher behindert hätte: Rhabarberwurzel wirkt nämlich abführend und solche Wirkungen darf ein „Lebensmittel" bzw. Verzehrprodukt nach den Vorschriften nicht entfalten. Die Schamanin wies zudem auf einige Gründe hin, die dazu führen könnten, dass unkritische Anwender sich mit dem indianischen Tee schaden. Die Brennnessel gehört dagegen nicht zu den „kritischen" Pflanzen, weshalb die 9 Kräuter-Teeformel nach eingehender Prüfung durch die zuständigen Gremien im gesamten EU-Raum und in der Schweiz sowie in Nordamerika als natürliches, völlig unschädliches „Lebensmittel" eingestuft werden konnte. Das war also zugleich ein kluger Schritt im Sinne der Konsumentensicherheit.

Neue Sichtweisen

Viele indianische Heilkundige lehnen angeblich noch heute die von weißen Einwanderern eingeschleppten Kräuter, wie Brennnessel oder Klette für die Zusammenstellung ihrer „heiligen" Rezepturen ab. Das mag stimmen. Ist es aber nicht auch möglich, dass die Europäer so die Heilmittel für viele ihrer typischen Leiden gleich mitgebracht haben? Anfangs fielen ganze Indianerstämme den neuen weißen Seuchen (Pocken, Grippe, Geschlechtskrankheiten etc.) zum Opfer. Sie lernten jedoch oft, wirksame Medizin dagegen zu finden, die dann solche „eingewanderten" Kräuter enthielt. Ich denke, dass die Fähigkeit indianischer Heiler, unsere abendländischen Pflanzen auf manchmal ganz neue Art und Weise einzusetzen, beiden Seiten zum Vorteil gereicht.

33. WIE DIESE 9 KRÄUTER-FORMEL WIRKT

Nach Meinung der indianischen Schamanen handelt es sich, wie bereits erklärt, bei jeder Krankheit um eine spirituelle Verunreinigung. Diese wirkt sich auch in den mentalen, seelischen und körperlichen Bereichen aus. Sie trennt uns von der göttlichen Harmonie. Da Pflanzen jedoch eine „Seele“ haben, können sie ihre Energien auf besondere Weise vereinigen. Die nichtstoffliche, wissenschaftlich kaum fassbare Heilkraft solcher Mischungen geht somit weit über die rein pharmakologischen Wirkungen einzelner Kräuter hinaus – ein Prinzip, das z. B. auch in der tibetischen Medizin vorherrscht. Dort existieren Heilmittel mit bis zu 165 Zutaten. Diese so genannten „Juwelenpillen“ bewirken unter der Anleitung tibetischer Ärzte ganz erstaunliche Heilungen. Und für überirdische Einflüsse (etwa Mondphasen oder astrologische Daten), die ein Heilmittel besonders effektiv machen, haben die Tibeter ebenfalls ein Wort: Sie nennen dieses Phänomen „Tendrel“. [46]

Heilen auf „indianisch“

Heilung bedeutet für die Indianer, zuerst die Harmonie des kranken Menschen mit dem „großen Geist“ wieder herzustellen (Aktivierung des höheren Selbst). Dann wird der Kanal zwischen diesem „Höheren Selbst“ und dem „Mittleren Selbst“ (Denkkörper) gereinigt. Als nächstes gelangen die heilenden Schwingungen über das „Emotionale Selbst“ (Gefühlswelt) an das Unbewusste, unser „Niederes Selbst“. Dieser „innere Arzt“ leitet schließlich die Heilimpulse an den physischen Körper weiter. Es erfolgt also eine Besserung von oben nach unten – nicht wie in der Schulmedizin üblich von unten nach oben (wobei es meist beim Unten bleibt). In der ärztlichen Praxis zeigt sich ja meist deutlich, dass eine Beseitigung körperlicher Symptome ohne Aufarbeitung der seelisch-geistigen Dimension zu keiner echten Heilung führt. Es kommt irgendwann auch zu psychischen Störungen und immer neuen Leiden, oder der Körper reagiert mit einem völligen Chaos: Krebs. Meist fehlt nämlich das, was die Medizinfrau White Swallow mit dem Satz „Keep the spirit alive“ ausgedrückt haben soll: „Halte den Geist in und über dir lebendig!“ (... damit du wahrhaft gesund werden kannst.)

Entgiftung, Reinigung, Heilung

Nach Ansicht der Indianer wirkt ihr „heiliger Trank Utinam“ auf allen Ebenen heilsam und gesundheitsfördernd. Viele Patienten gaben an, dass sie nach der Einnahme des 9 Kräuter-Tees ruhig wurden und Schmerzen nachließen. Manche sprechen auch von Hitzeschüben oder „Wallungen“, was nach Meinung kundiger Heiler oft ein gutes Zeichen für die beginnende innere Reinigung ist.

Der Schlüssel zur Gesundheit liegt immer in einer Entgiftung des Organismus, was zu Anfang mit unangenehmen Symptomen verbunden sein kann. Die Beschwerden können sich kurzzeitig etwas verschlimmern, wie es ja auch bei Fastenkuren oder bei homöopathischen Therapien der Fall ist. OIE beeinflusst das Immunsystem im Sinne einer erwünschten Reaktion, es unterstützt, wie die Praxis zeigt, die natürliche Entgiftung und fördert die gesunde Blutbildung. Der leicht bittere Geschmack regt die Geschmacksnerven zu einer Regeneration an. Durch unsere alltägliche, „angenehme“ Kost sind diese meist abgestumpft. Die alte Volksweisheit **„Bitter für den Mund, für den Körper gesund“** hat tatsächlich ihre Berechtigung. Wer öfter Kräutertees trinkt, wird die 9 Kräuter-Essenz aber kaum als bitter empfinden. **Auf den Magen und die Darmflora wirkt der Tee aufgrund seiner Bitter-, Gerb- und Schleimstoffe äußerst günstig.** Verstopfungen bessern sich und der Stuhlgang wird normalisiert. Anfangs kann es zu dünnerem Stuhl kommen, was aber mit fortgesetzter Einnahme aufhört.

Die größten Sünden unserer modernen, sitzenden Lebensweise zeigen sich in einer Einschränkung der Brust- und Bauchregion („Solarplexus“). Ohne ausreichende Bewegung verkümmern die Rücken- und Bauchmuskeln, und auch der Darm verlangsamt seine Tätigkeit. Oft glauben wir, nicht einmal mehr die Zeit zu haben, dem Stuhldrang nachzugeben. Die Folgen sind gravierend. Der Darminhalt beginnt zu gären und überschwemmt den Körper mit Giftstoffen, die auch der Leber, Galle und Bauchspeicheldrüse schaden. Versucht man diesen Zustand noch mit chemischen Abführmitteln zu beheben, schließt sich der Teufelskreis von schlechter Verdauung und Stoffwechselleiden. „Selbstmord“ durch schleichende innere Vergiftung ist somit kein Schauermärchen, sondern traurige Realität. Der Tod sitzt ohne Zweifel im (vernachlässigten) Darm…

Zahlreiche Menschen haben dank der reinigenden Wirkung der indianischen Tee-Essenz Linderung und sogar Heilung ihrer Beschwerden erfahren. In Europa wie auch in Nordamerika zeigte die Praxis, dass diese Tee-Formel als echtes gesundes „Lebensmittel“ insbesondere für eine Besserung bzw. Ausheilung folgender Krankheiten und Beschwerden nützlich war: Asthma, diverse Allergien, Arthritis und rheumatischer Formenkreis, Diabetes, Kopfschmerzen und Migräne, Hautprobleme bis hin zu Schuppenflechte und Neurodermitis, Magen- und Darmstörungen, Schilddrüsenprobleme, Prostata- und Blasenbeschwerden, Nierenschwäche, Blutdruckprobleme, Schwindel und so manches „psychisch bedingte“ Leiden. Selbst bei Impotenz oder Alzheimer scheint die 9 Kräuter-Essenz wertvoll zu sein. „Autoimmunstörungen“, das heißt Krankheiten, bei denen der Körper mit Angriffen auf sich selbst reagiert, sowie diverse Krebsformen wurden durch den Tee positiv beeinflusst (einen ganz aktuellen Bericht finden Sie weiter unten). So ist es von abwehrstärkenden Mitteln ja zu erwarten. Als angenehme „Nebenwirkung“ berichten manche Anwender, wie schon erwähnt, von einer erwünschten Gewichtsabnahme, wobei gleichzeitig Energie und Lebensfreude wiederkehren.

Kein Wundermittel

Ich betone hier, wie an anderen Stellen des Buches ausdrücklich, dass die indianische 9 Kräuter-Essenz nicht als Wundermittel gesehen werden darf und (zumindest in Europa) auch nicht als solches angepriesen wird. Die Absprache der Einnahme mit Ihrem Arzt oder Therapeuten ist immer anzuraten, vor allem wenn Sie regelmäßig auf Medikamente wegen Asthma, Diabetes, einer Herzerkrankung oder anderer chronischer Leiden angewiesen sind. Die Tee-Essenz stört der bisherigen Erfahrung nach keine andere Therapie. Zu betonen bleibt dennoch, dass die letzte Entscheidung, welche Wege zur Heilung Sie nutzen wollen, bei Ihnen (und nur bei Ihnen) liegt. Ärzten, die alle Methoden der Naturheilkunde aus Prinzip ablehnen, sollten Sie genauso kritisch gegenüber stehen, wie gewissenlosen Quacksalbern, die behaupten, alles zu können, und Sie von einer ärztlichen Diagnose und Therapie abhalten wollen. Natürlich wird es vorkommen, dass die Tee-Essenz in manchen Fällen gar nicht hilft. Kein existierendes Heil- oder Gesundheitsmittel ist für jeden richtig. Auch das sollte man akzeptieren und mögliche Ursachen bzw. Alternativen ausfindig machen. Bedenken Sie schließlich auch, dass jede Heilung Zeit braucht. Wenn Krankheiten über Monate oder Jahre entstanden sind, kann es ebenso lange dauern, bis der Organismus sich wieder vollständig erholt. Geben Sie also nicht vorzeitig auf und beginnen Sie jede Kur mit niedriger Dosis, bis Sie wissen, wie Ihr Körper reagiert.

34. ZUBEREITUNG UND EINNAHME DER 9 KRÄUTER-ESSENZ

Die 9 Kräuter-Formel ist kein gewöhnlicher Kräutertee, sondern eine **Tee-Essenz** (entspricht nach Zubereitung einem **Dekokt** = Abkochung). Da das Produkt frei von allen Konservierungs- und Zusatzstoffen ist, muss es immer frisch zubereitet, im Kühlschrank gelagert und innerhalb von ca. zwei Wochen aufgebraucht werden. Das entspricht auch meiner eigenen Erfahrung. Sollte der Geschmack Ihrer Zubereitung sich merklich verändern, ist es besser, Sie beglücken mit dem Rest Ihre Zimmerpflanzen und kochen eine neue Portion.
Um jegliche Zusätze zu vermeiden, wird dieser Tee deshalb auch nicht in flüssiger Form angeboten, sondern ausschließlich als natürliche, getrocknete Kräutermischung in versiegelten Packungseinheiten.

Wählen Sie für die Zubereitung der Tee-Essenz einen Abend, an dem Sie sich in Ruhe auf die Herstellung des Tees konzentrieren können. Sie sollten mit ihren Gedanken möglichst ganz bei Ihrer Aufgabe sein. Das ist kein „Hokuspokus", sondern hat mit der nötigen Hingabe an das zu tun, was Sie mit diesem Vorgang zu Ihrer eigenen Gesundheit beitragen. Sie tun sich selbst etwas Gutes, wie es ja ständig und allerorts empfohlen wird, wenn man krank ist oder unter schädlichem Stress steht.

Heilkraft aus der eigenen Küche

Sie brauchen einen großen Kochtopf aus Edelstahl oder Email (kein Aluminium), einen Kochlöffel aus Holz (kein Plastik oder Metall) und einen Messbecher. Ein Beutel (25g) der 9 Kräuter-Essenz („Original Indian*Essence") ergibt je einen Liter fertigen Tee, eine handelsübliche Packung somit drei Liter, die für mehrere Wochen reichen.

1. Geben Sie ca. 1 ¼ Liter (12,5 dl) gutes, frisches Wasser (kein Mineralwasser, kein destilliertes Wasser!) in den Kochtopf, und bringen Sie es zum Kochen. Etwa ein Viertelliter wird verdampfen.

2. Sobald das Wasser kocht, ziehen Sie den Topf von der Herdplatte und rühren Sie mit dem Holzlöffel den Inhalt des Beutels vorsichtig ins Wasser ein. Bereits nach wenigen Minuten entfaltet die Kräuter-Mischung ihre Wirkung und spezielle „Aura". Rühren Sie im Gegenuhrzeigersinn! Laut Information

eines indianischen Schamanen sollen die Moleküle der Tee-Bestandteile nämlich linksherum drehen. Linksseitiges Rühren verstärkt angeblich die heilsame Schwingung der Tee-Essenz. Der Hinweis klingt magisch, zugegeben, aber was kann es schaden, ihn zu befolgen?

3. Setzen Sie den Topf wieder auf die Herdplatte, und lassen Sie das Ganze nun zugedeckt bei leichter Hitze 15 bis 20 Minuten köcheln. Danach den Topf von der Kochplatte nehmen. Geben Sie Reste von Kräutern am Rand oder Deckel des Geschirrs mit dem Kochlöffel zurück ins Wasser, decken den Topf wieder zu und lassen ihn über Nacht bei normaler Raumtemperatur stehen.

4. Am nächsten Morgen den Inhalt des Topfes umrühren und nochmals erwärmen, jedoch nicht mehr kochen. Wieder von der Herdplatte nehmen und nochmals 20 Minuten stehen lassen. Danach den Inhalt nach Belieben durch ein feinmaschiges Sieb oder Teefilter in eine sehr saubere Glasflasche gießen. Abkühlen lassen und gut verschlossen im Kühlschrank lagern. Kühlung ist jetzt sehr wichtig, jedoch keinesfalls einfrieren! Lagern Sie den Tee nicht in der Nähe von Strahlungsquellen (Handy, WLAN etc.).

Es ist übrigens nicht unbedingt nötig, die Tee-Essenz nach der Zubereitung zu filtern, einfaches Abgießen reicht. Der entstehende Bodensatz in der Einnahmeflasche stellt eine gesunde Ballaststoffquelle dar und kann bedenkenlos mitgetrunken werden. Separat im Kühlschrank aufbewahrt, liefern die verbleibenden Kräuter während der Zeit Ihrer Kur einen beruhigenden Badezusatz, ein wirksames Gesichts- und Körper-Peeling oder dienen als heilende Auflage auf schmerzende Körperstellen. Sie können damit sogar Salatdressings bereiten oder etwas davon unter Tierfutter mischen. Auch Pflanzen sind dankbar für diesen hochwertigen Dünger. Die Tee-Essenz können Sie in einer Menge von 2 EL pro Liter auch dem Blumengießwasser zugeben. Tierärzte berichteten, dass kranke Tiere gerne Trinkwasser annehmen, dem etwas 9 Kräuter-Essenz beigemischt ist. Äußerlich können Sie die Tee-Essenz für Umschläge benutzen (wirksam bei allen Hautirritationen) oder sie z. B. als Nasentropfen anwenden.

Einnahme und Dosierung

Zur Gesundheitsvorsorge und allgemeinen Stärkung des Immunsystems wird die Einnahme von je 2–3 EL 9 Kräuter-Essenz morgens auf nüchternen Magen und abends vor dem Schlafengehen empfohlen. Verdünnen Sie die 2 EL Tee-Essenz mit der gleichen Menge heißem oder kaltem Wasser, und trinken Sie das Ganze bewusst in kleinen Schlucken. Als Entgiftungs- und Reinigungskur auf allen Körperebenen morgens, mittags und abends je eine halbe Tasse Tee-Essenz, ebenfalls mit Wasser verdünnt, auf die oben beschriebene Weise einnehmen.

Bei Kindern mit sehr kleinen Mengen beginnen und die Wirkung beobachten. Es wird die halbe Erwachsenendosis empfohlen (2–3 TL zwei- bis dreimal täglich), ebenfalls verdünnt mit der gleichen Menge heißem oder kaltem Wasser.

Während der Einnahme der 9 Kräuter-Essenz sollten Sie bemüht sein, die Wirkung durch positive Gedanken zu verstärken. Stellen Sie sich etwa vor, wie gleichzeitig ein helles, warmes Licht ihren ganzen Körper und besonders die schmerzenden Stellen durchflutet. Einprägsame Sätze, wie man sie beim autogenen Training verwendet, sind sehr nützlich, z. B. „Es geht mir täglich besser“, „Ich bin gesund“ oder „Alles ist gut“ (Keine Sätze wählen, die das Wort „nicht“ enthalten). Je kürzer diese Formeln sind, die Sie laut oder leise zu sich sprechen oder auch nur intensiv denken, umso besser werden Ihr Körper und Ihr Geist darauf reagieren. Positive Vorstellungsbilder in jeder Form helfen dabei, die Vision von Gesundheit und Heilung Wirklichkeit werden zu lassen. Eigentlich ist dies ja zugleich die richtige Form des Betens. Wenn Sie um etwas bitten, sollten Sie sich immer vorstellen, dass Sie das Gewünschte bereits erhalten haben. Genau das meint auch die Bibel, wenn von Berge versetzen die Rede ist.

Hinweise und Vorsichtsmaßnahmen

Gesunde profitieren bei regelmäßiger Einnahme von der reinigenden Wirkung der Tee-Essenz weil sie u. a. das Säure-Basen-Gleichgewicht des Körpers wieder herstellt, auch im Rahmen einer Fastenkur. Bei guter Verträglichkeit oder Krankheit kann die Normaldosis, wie schon erwähnt, gefahrlos erhöht werden (Versuche mit bis zu einem Liter täglich über mehrere Tage ergaben bei Tests keine negativen Wirkungen, dies nur als Hinweis). Horchen Sie nach innen, Ihr Körper sagt Ihnen deutlich, was er braucht. „Viel hilft viel“ gilt aber, wie in der gesamten Phytotherapie, auch für diesen Tee natürlich nicht! Wichtiger ist die regelmäßige und möglichst bewusste Einnahme (also auch nicht schnell im Vorbeigehen die tägliche Dosis in sich hineinschütten...).

Leichter Durchfall, Kopfschmerzen oder leichte Übelkeit können anfangs als Folge der reinigenden Wirkung der 9 Kräuter-Essenz auftreten. Setzen Sie in diesem Fall die Einnahme einige Tage aus, und achten Sie darauf, genügend

Wasser zu trinken. Dann beginnen Sie nochmals mit einer sehr geringen Dosis (1–2 EL dreimal täglich) und steigern abermals. Falls die Störungen stärker werden und länger als zwei Wochen anhalten, konsultieren Sie bitte einen Arzt/Heilpraktiker, um die Situation abzuklären. Theoretisch ist es möglich, dass Sie auf einen Bestandteil des Tees (z. B. auf Korbblütler) überempfindlich reagieren. Dies wurde aber in der Praxis noch nicht beobachtet und ist ein Problem, das sich leider bei allen Kräuterzubereitungen stellen kann. In der Gesamtheit wirkt die 9 Kräuter-Formel hypoallergen, d. h. Allergien werden gebessert. Vorsicht wäre bei einer echten Jodallergie (sehr selten) oder starker Schilddrüsenüberfunktion geboten. Meist hat die scheinbare Unverträglichkeit aber andere Gründe. Der Umgang mit pflanzlichen Mitteln soll sich bewusst und verantwortungsvoll gestalten. Falsch wäre es jedoch, von anfänglichen Startschwierigkeiten, die eine innere Umstellung und Reinigung des Organismus anzeigen, gleich auf eine Schädlichkeit des Tees zu schließen – wie das manche „Experten", die meist wenig bis gar nichts von Naturheilkunde verstehen, immer gerne tun, um ein Mittel herabzusetzen. Wenden Sie sich daher im Zweifelsfall mit Fragen an einen phytotherapeutisch geschulten Arzt oder Heilpraktiker.

Schwangerschaft und Stillzeit

Obwohl keine Berichte über schädliche Wirkungen vorliegen, wird empfohlen, die 9 Kräuter-Essenz während Schwangerschaft und Stillzeit nicht einzunehmen. Ich würde meinen, dass der Tee wegen seiner entgiftenden Eigenschaften und der ausgleichenden bzw. anregenden Wirkung auf die Schilddrüse (durch Kelp) jedenfalls eine gewisse Zeit vor und nach einer geplanten Schwangerschaft nützlich ist. Die Tee-Essenz enthält aber Pflanzen, deren Inhaltsprofil noch nicht so weit als abgeklärt gilt, dass negative Folgen während einer Schwangerschaft sicher auszuschließen wären (allerdings ist die Wirkung einzelner Pflanzen auch immer anders als im Verband mit weiteren Kräutern, wie auch tibetische Kräuterformeln zeigen). Generell muss man somit abraten. Vielleicht können Sie dennoch einen Therapeuten finden, der damit Erfahrung hat.

35. SO HELFEN SIE IHREM INNEREN ARZT

Die 9 Kräuter-Essenz kann die Heilung alltäglicher Beschwerden, aber auch ernster Erkrankungen wirkungsvoll unterstützen – gleich welche Therapien Sie sonst anwenden. Sehr wesentlich für einen ganzheitlichen Heilungsprozess ist jedoch eine Änderung von Fehlverhalten und falschem Denken. Stress und Hektik (samt Handys und Mobilfunk) sollten Sie so weit als möglich aus Ihrem Leben verbannen, zumindest während einer Tee-Kur. Ernährungsumstellungen können wichtig sein, wenn Sie gewohnt sind, viel Fleisch und denaturierte Nahrungsmittel (Weißmehl, Zucker) oder Fastfood zu essen. Den Verzicht auf Alkohol und Rauchen sehe ich als logisch an. Selbst konnte ich feststellen, dass die 9 Kräuter-Formel sehr gut mit der Einnahme von Honig und Blütenpollen harmoniert – Gesundheitsmittel, die von den Indianern ebenfalls seit Jahrhunderten genutzt wurden. Ich habe mir außerdem angewöhnt, jede neue Portion des Tees möglichst am Abend des Voll- oder Neumondes zuzubereiten, weil dann – wie ich meine – die aufbauenden (nach Neumond) bzw. ausleitenden Eigenschaften (nach Vollmond) der Ingredienzen erst voll zur Geltung kommen.

Wieder zur Harmonie finden

Alles, was die innere Harmonie gefährdet, kann dazu beitragen, ein Leiden aufrecht zu erhalten. Viele Menschen bleiben krank, weil sie zu notwendigen Veränderungen nicht bereit sind. Sie ziehen es vor, sich vom Arzt Pillen verschreiben zu lassen, um die Symptome einer Krankheit rasch zu beseitigen. Wirkliche Heilung finden sie dadurch oft nicht, im Gegenteil: Bleibt alles beim Alten, folgt ein Leiden dem anderen. Das größte Übel unter „zivilisierten" Menschen ist es, wenn wir nicht erkennen wollen, wozu wir hier sind und wohin wir gehen...wer wir wirklich sind. Wir haben unsere Wurzeln verloren, das tut niemandem gut. Sagen Sie an dieser Stelle nicht: „Für so etwas habe ich im Alltag keine Zeit!". Das sind Ausreden. Kurze Augenblicke der Besinnung kann jeder täglich für sich finden, sei es morgens, bevor Sie aufstehen, oder abends vor dem Einschlafen. Vergessen Sie einmal Smartphones, Computer, Fernsehen und geistlose Vergnügungen! Machen Sie einen Spaziergang in freier Natur. Selbst in lauten Stadtparks können Sie üben, die Stimme eines Vogels oder das Rauschen der Blätter wahrzunehmen – Sie müssen es nur wollen. Falls Sie das nicht mehr schaffen, ist eine Reduktion Ihres Lebenstempos wirklich dringend angebracht. Vergessen Sie nicht, dass Sie sterblich sind und dass Sie heute tun müssen, wofür es morgen vielleicht zu spät ist. Wenn wir von dieser Erde gehen, nehmen wir nur das mit, was wir selbst geworden sind, alles andere bekommen die Erben!

Gerade wenn Sie in der Stadt leben, besuchen Sie regelmäßig einen Buchladen oder eine Bibliothek. Ihre Intuition wird Sie bald zu den „richtigen“ Büchern führen. Schauen Sie öfters in Reformhäusern vorbei und lassen sich über gesunde Ernährung beraten. All das macht viel mehr Spaß, als sich das zehnte Paar Schuhe zu kaufen. Üben Sie sich im Konsumverzicht. Es ist ungemein erleichternd, sich einmal klar zu machen, was man alles nicht braucht! Spenden Sie lieber ab und zu etwas Geld für eine gute Sache. Ersetzen Sie den nächsten geplanten Shoppingtrip durch einen Museumsbesuch oder ein Treffen mit lieben Menschen. Schenken Sie Ihrem Partner und Ihren Kindern mehr Zeit und echte Aufmerksamkeit. Versuchen Sie, bewusst und gerne zu geben, statt immer nur etwas haben zu wollen – lernen Sie aber auch das Nein-Sagen, und schaffen Sie Raum für sich selbst und das heilsame Alleinsein. Ihr ganzes Leben wird sich dadurch zum Positiven verändern.

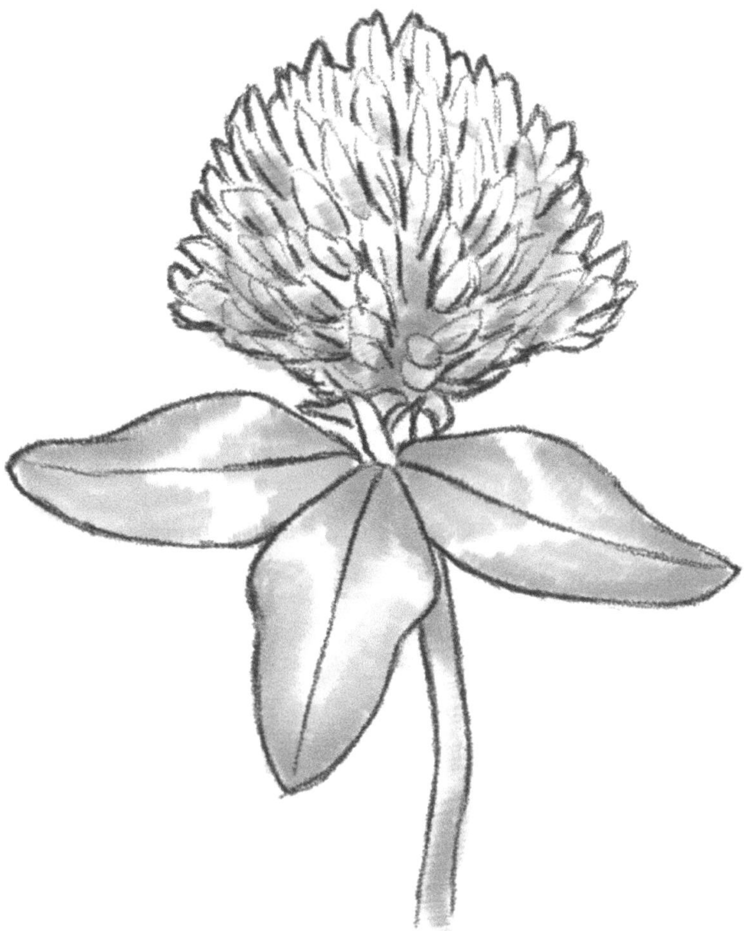

Rotklee - Trifolium pratense

36. ERFAHRUNGSBERICHTE

Dieser Tee hat mir geholfen…

Die 9 Kräuter-Essenz *(„Original Indian*Essence"– ich verwende in diesem Kapitel dafür die Abkürzung OIE)* entfaltet, wie Anwender aus dem deutschen und englischen Sprachraum schon der IWF Canada vor 2004 und danach berichtet haben, mitunter ganz erstaunliche Wirkungen. Viele Rückmeldungen erfolgten telefonisch, Einige machten sich aber auch die Mühe, ihre Erfahrungen niederzuschreiben. Nicht selten gingen handgeschriebene Briefe ein, die von berührenden Heilerfolgen erzählen. Die Berichte sind dokumentiert. Namen und Wohnorte wurden abgekürzt, um die Urheber und Urheberinnen zu schützen. Die Original-Briefe lagen mir bereits vor Erscheinen der Erstausgabe dieses Buches auf Wunsch der „Entdecker" der 9 Kräuter-Essenz vor.

Erhöhter Blutdruck

Ein besonders kurzer Dankesbrief kam von Frau **SR R. B.,** einer geistlichen Schwester **aus B. in der Schweiz**. Sie schrieb:
„Die Essenz hat meinen Blutdruck reguliert. Ich möchte mit der Kur fortfahren."
Punktum.

Durchblutungsstörungen, seelische Beschwerden, Alzheimer

Einen geradezu typischen Bericht stellte **Frau Edith K. aus D. in Deutschland** zur Verfügung. Sie schrieb in ihrem Brief:

„Von Kindheit an begleiten mich Heilkräuter … Tinkturen und Johanniskrautöl. Beim Sammeln der Kräuter war ich so ausgewogen glücklich und fühlte mich der Schöpfung so nahe wie sonst nirgends. Die Aura der Kräuter linderte meine Rückenschmerzen und die Sorgen auch!" Und weiter: „Wir trinken OIE und sind alle um die 70 Jahre alt. Wir bemühen uns, [uns] selbst zu helfen in eigener Verantwortung, denn wir wollen nicht in einem Pflegeheim landen …"

Über ihren Bruder, der an Alzheimer im Anfangsstadium leidet, berichtet Frau K., sie habe bei ihm schon nach 10-tägiger Einnahme eine „beachtliche Aufhellung des Gemüts" bei ihm beobachten können. An sich selbst stellte sie eine verbesserte Durchblutung fest, „wie in den letzten 44 Jahren nicht". Schließlich berichtet Frau K. noch von einem Fall, in dem die Gabe von Betablockern (Mittel gegen erhöhten Blutdruck) dank OIE um die Hälfte reduziert werden konnte. Der Arzt wisse allerdings nichts davon. Woraus man leider schließen muss, dass die Vorurteile gegenüber natürlichen Heil- und Gesundheitsmitteln unter Schulmedizinern unverändert groß sind. Statt ihre Patienten in deren Selbstverantwortung zu bestärken, reagieren viele ignorant und ablehnend, was das gegenseitige Vertrauen stört. Dass es auch anders geht, zeigt der aktuelle Bericht weiter unten.

Infektionen, Magen-Darmbeschwerden, Diabetes

Aus weiteren, mir vorgelegten Anwenderberichten ging hervor, dass OIE als sehr hilfreich bei Erkältungen, Bronchitis (auch zur Inhalation oder als Nasentropfen) empfunden wurde. Der Tee scheint das Abhusten von Schleim und nach schweren Infektionen die innere Reinigung besonders zu unterstützen. Eine Dame berichtete vom Verschwinden einer Magenschleimhautentzündung nach einer Tee-Kur, nachdem über Monate keine andere Therapie dies bewirken konnte. Ein Anwender mit insulinpflichtigem Diabetes berichtete nach einer Kur mit OIE, dass seine Blutzuckerwerte sich wesentlich reduziert hätten, sodass er nach 40 Tagen auf das Spritzen von Insulin nahezu verzichten konnte. Außerdem gab er an, zwölf Kilogramm Gewicht mit der Zeit verloren zu haben.

Hier ist anzumerken, dass Diabetes vom Typ II (ernährungs- bzw. altersbedingter Diabetes) und besonders der insulinpflichtige Typ I natürlich ärztlich kontrolliert werden müssen! Doch Naturheilmittel können gerade Diabetes sehr günstig beeinflussen. Zu diesen Helfern gehören z. B. Tee aus Bohnenschalen, die Aloe arborescens Miller (Rezept nach R. Zago), Momordica charantia (Balsambirne), der mexikanische Nopal-Kaktus sowie nachweislich auch die Formel Padma 28, wie ich es in meinen Büchern über dieses tibetische Kräuterpräparat beschrieben habe. [47] Übrigens behandeln die Indianer selbst Diabetes oft „diätetisch“, mit Bisonfleisch, Mais und Wildreis. Wird diese natürliche Nahrung der Ureinwohner statt moderner denaturierter Kost gegessen, normalisieren sich oft sehr rasch auch die Zuckerwerte.

Dies ist nur eine kleine Auswahl der Erfolgsgeschichten, welche ich mündlich erhielt oder die mir schriftlich vorlagen. Schön war eine Mitteilung von Frau **Gerta G.** aus Österreich, wonach sie durch OIE sogar einer Patientin mit Brustkrebs aus China, der sie den Tee schickte, Hilfe bringen konnte.

Spezieller Bericht über eine Krebsheilung – mit Lob an die Schulmedizin

Erst kurz vor Fertigstellung dieses Buches erreichte die IWF Europa der ausführliche Erfahrungsbericht von **Frau Doris T.**, einer Krebspatientin. Ich danke für ihre Erlaubnis, diesen in meinem Buch wörtlich wiederzugeben.

Frau T. schreibt: „Ende Juli 2015 wurde bei mir ein **Non Hodgkin Lymphom** festgestellt. Ich bin absolut gegen Chemo, aber hier ging es nicht anders. OPs wären nicht möglich, so hieß es. Somit ging mein Wunsch, eine OP und danach den Rest dann nur noch mit OIE zu beheben, leider nicht in Erfüllung. Es waren 3 große aggressive Tumore, die aber, laut der Ärzte, sehr gut zu zerschießen seien. Nach einiger Überredungskunst der Ärzte ließ ich mich dann doch auf die Chemo ein. Generell ist diese Krankheit sehr gut ausheilbar, wurde mir gesagt. Etwas besseren Mutes begab ich mich in meine erste Chemo.

Am 22. Juli hatte ich bereits damit begonnen, OIE zu trinken. Die Nebenwirkungen dieser ersten Chemo waren zum Glück recht wenig. Anfangs war ich etwas müde, danach nur noch ein wenig wie "betrunken". Einmal bekam ich Durchfall, der aber zum Glück nur einen halben Tag dauerte und dann wieder verschwand. Ansonsten ging es mir doch den Umständen entsprechend recht gut. Ich hatte mit der Ärztin vereinbart, am Chemotag und den Tag danach keinen Tee zu trinken, aber dann danach wieder, bis zur nächsten Chemo, die ich alle 2 Wochen bekam. So hatte sich die Ärztin das gewünscht. Ich war durchaus schon sehr erstaunt über ihre Offenheit dieser Sache gegenüber und wie reibungslos diese Frage beantwortet wurde. Nach der 2.Chemo bekam ich Probleme mit den Leukozyten und somit Fieber und landete im Krankenhaus. Meinen Tee habe ich mitgenommen und auch dort hatte erfreulicherweise niemand was dagegen, dass ich ihn trinke. Also hier mal ein Lob an die Schulmediziner. Nach der 3. Chemo musste ich zu einer Zwischenuntersuchung. Das Ergebnis war eine Überraschung: Nichts mehr zu sehen! Die Freude war groß.

Leider ging die Therapie dennoch weiter. Diesmal hatte ich danach so was in der Art wie Hexenschuss. Zum Glück konnten wir das mit Johanniskrautöl und Massage innerhalb eines Tages wieder in den Griff kriegen. Die Nebenwirkungen dauerten zum Glück, mit der einen Ausnahme 1 Woche Krankenhaus, nie länger als 1-2 Tage. Meistens ging es mir recht gut und ich fühlte mich, besonders nach der Zwischenuntersuchung, zwischendurch auch schon wieder recht gesund. Ab der 6. Chemo hatte ich dann schon das Gefühl, jetzt steigt der Giftpegel im Körper aber doch enorm an. Ans Aufhören mit der Chemo war leider nicht zu denken. Auch nicht daran, wenigstens die Dosierung zu reduzieren. Zu groß war die Sorge der Ärztin, dass da was wiederkommen könnte. Also fasste ich den Entschluss für mich allein, mich nicht mehr an die Absprache zu halten, sondern auch am Tag der Chemo und gleich weiterhin danach den Tee einfach weiter zu trinken, damit die Vergiftung nicht allzu große Ausmaße annimmt. Auch mit den anderen Heilkräutern machte ich weiter. Die 8. und letzte Chemo hatte es leider trotzdem noch mal gewaltig in sich. Vielleicht war auch mittlerweile einfach die Giftansammlung im Körper zu viel. Wie dem auch sei. Ich brauchte länger, um mit den Wehwehchen durch zu sein und dann bekam ich zu allem Überfluss auch noch Soor, dann nochmal Fieber, was wieder eine Woche Krankenhausaufenthalt bedeutete und Hautausschlag.

Ich denke aber auf jeden Fall auch, dass mich der Tee sehr gut begleitet hat, denn sonst wäre ich wahrscheinlich noch viel übler insgesamt dran gewesen.

Bleibt halt nur die Frage, ob die Gefahr eines Wiedererscheinens des Krebses wirklich so hoch war, oder ob die weitergemacht haben um lediglich des Verdienstes willen, der ihnen sonst durch die Lappen gegangen wäre. Anfang Januar 2016 war dann die Enduntersuchung und eineinhalb Wochen später lagen dann endlich die Ergebnisse vor. Es dauerte noch mal eine Woche bis zum Abschlussgespräch, das zu unserer aller Freude ergab, dass tatsächlich auch weiterhin alles vollständig weg ist und laut Aussage der Ärztin auch nie wiederkommen wird.

Es wäre halt lediglich noch interessant, zu wissen, hätte ich es bei dieser Krebsart auch alleine mit nur diesem Tee geschafft, in den ich die ganze Zeit großes Vertrauen gesetzt habe, oder war die Chemo zusätzlich tatsächlich unbedingt notwendig.

Was ich selber sagen kann, ist: die Begleitung mit dem Tee würde ich jedem auf jeden Fall weiterempfehlen und habe es auch während der ganzen Zeit bereits getan.

Es gab auch sehr viele, die dies positiv aufgenommen haben und natürlich auch einige, die für die Naturheilkunde nun mal nicht offen sind. Aber ich hatte den Eindruck, die daran Interessierten waren in der Überzahl.

Für mich war dies sowieso keine Frage, da ich generell seit über 20 Jahren mit Heilkräutern zu tun habe. Ich habe zahlreiche Bücher zu Hause mit denen ich mich belesen habe. Es stand mir immer ein Garten zur Verfügung, wo ich dann auch das ein oder andere gedeihen lasse, trockne, verarbeite und auch für kleinere Wehwehchen immer eingesetzt habe.

Außerdem faszinieren mich die Indianer auch schon seit langem sehr und ihre Einstellung (Spiritualität) zum Leben und ihre Heilkunst. Seit langem bemühe ich mich darum, einiges von ihrem Wissen in mein eigenes Leben mit einzubauen."

(Der Bericht erging postalisch an die IWF-Europa – dort dokumentiert)

Anmerkungen der Autorin zu diesem Bericht:

Bemerkenswert an dieser Geschichte ist einerseits der Mut von Frau T., sich entgegen ihrer ablehnenden Haltung doch einer Chemotherapie zu unterziehen und auch die Offenheit der Schulmedizinerin wäre in diesem Fall zu loben. Andererseits ist es recht anmaßend von der genannten Ärztin, nun garantieren zu wollen, dass es „auch nie wiederkommen wird" (was sie vermutlich nur der Chemotherapie zuschreiben will, daher auch nicht wollte, dass während der Anwendung der Tee getrunken wird). Wir haben hier jene Art des Orakelns vor uns, die gerade Ärzte der „anderen Seite" so gerne vorwerfen. Was hier wiederkommt oder nicht, weiß sicher nur Gott allein, aber jeder wünscht Frau T., dass ihre Heilung von Dauer ist. Die 9 Kräuter-Essenz wird ganz bestimmt dazu beitragen. Das stark entgiftende Potenzial dieser Tee-Formel war sicher ein Faktor für den guten Ausgang und das Eindämmen vieler Nebenwirkungen der Chemotherapie.

Einzelfälle haben streng wissenschaftlich leider keine Geltung, und gerade bei Tumoren wird den Geheilten ja schnell unterstellt, es sei gar kein (gefährliches) Karzinom gewesen. Beim obigen Bericht lag definitiv ein sehr ernstes Krebsgeschehen vor, bei dem man sich schulmedizinischer Hilfe wohl besser nicht verweigert. Einige weitere Berichte von Krebspatienten standen mir für mein erstes Buch über „Original Indian*Essence" zur Verfügung, sagten aber nichts darüber aus, welche Erfolge andere Therapien gebracht hätten. Jede Art der Behandlung kann erfolgreich sein, wenn der Kranke sie als „seinen Weg" empfindet und sich damit gut fühlt – besonders dieses Gefühl, den für sich richtigen Weg zu gehen, ist ein starker Heilfaktor. Dennoch dürfen die Berichte und Informationen in diesem Buch keine Aufforderung sein, die konventionelle Medizin zu meiden. Tatsache ist aber: die Eigenverantwortung darf niemals auf der Strecke bleiben und natürliche Therapien sollten dort Vorrang haben, wo Betroffene technischchemische Methoden aus Überzeugung ablehnen bzw. diese ohnehin nicht mehr helfen. Wahre Gesundung entsteht letztlich durch unsere Selbstheilungskraft und, wie Indianer meinen, das Zutun des „Großen Geistes", wie immer wir ihn für uns nennen mögen. Jeder gute Heiler und jedes Heilmittel kann diese positiven Energien unterstützen. Je weniger belastend und je „passender" eine Therapie empfunden wird, umso besser. Keine Seite hat das Recht, auf exklusives Wissen zu pochen (was die Indianer sowieso nicht tun).

37. ERFAHRUNGEN DER AUTORIN MIT DER 9 KRÄUTERESSENZ

Ich war und bin gottlob nicht in der Position, die 9 Kräuter-Tee-Formel zur Behandlung einer schweren oder gar lebensbedrohlichen Erkrankung einsetzen zu müssen. Mir fiel diese Tee-Essenz, von der ich damals (2004) schon öfter gehört hatte, wieder ein, nachdem ich erfolglos verschiedene Therapien gegen meine **Ohrgeräusche (Tinnitus)** ausprobiert hatte. Diese begleiten mich nach wie vor (auch noch nach mehr als 15 Jahren), und manchmal scheint es tatsächlich, als hätten sie ihren Sinn und Zweck: Oft „korrigieren" sie zum Beispiel mein Verhalten, indem sie bei Stress zunehmen oder mir sagen, es ist Zeit, wieder einmal etwas für meine Nieren zu tun. Ansonsten gilt auch für mich die Einschränkung, dass ich geheilt würde,... „es sei denn, Gott will nicht". Bisher hat es dem Schöpfer nicht gefallen, mich von diesem Leiden zu befreien, und ich akzeptiere das mit der nötigen Demut, auch wenn es immer wieder Phasen leichter Besserung gibt. Wiederholte Kuren mit der Tee-Essenz taten mir immer gut, da mein gesundheitlicher Zustand einfach nie besonders großartig ist und mir ständig Anlass zum „Weiterlernen" gibt.

Eine spektakuläre Heilung meines Tinnitus hat nicht stattgefunden (was sicher nichts mit dem Tee zu tun hat, sondern mit den wahren Ursachen dieses Leidens). Der Tee ist kein Wundermittel, wie ich nicht müde werde zu erklären. Was ich aber über längere Zeit (nach jeder mehrwöchigen Tee-Kur) immer beobachten konnte, war eine Besserung meiner ewigen „Magengeschichten" (Sodbrennen, Gastritis, Reizmagen oder wie immer es die Medizin nennen mag...). Ich reagiere leider seit Jahren auf jede übermäßige Belastung körperlicher oder seelischer Natur auch mit solchen Symptomen. Hier scheint die 9 Kräuter-Essenz mit ihren besonderen Inhaltsstoffen Rotulmenrinde, Brennnessel und Algen wie Balsam zu wirken. Und eine „Nachbehandlung" bei jeder Form von Erkältung oder innerer Entzündung ist der Tee allemal – wie auch eine sinnvolle Grippe-Vorbeugung. Bei Halsschmerzen kann man damit gurgeln und darf ihn dann vor allem auch schlucken, was ja bei den meisten grauenhaft schmeckenden chemischen Lösungen nicht möglich oder sogar gefährlich ist. Daher können auch Kinder den Tee auf diese Art verwenden.

Im Sommer empfinde ich einen Morgentrank aus einer kleinen Menge Tee und kühlem Wasser sehr angenehm. Bei kaltem Wetter passt man das Ganze an, indem man abgekochtes warmes Wasser zugibt. Auch eine Verdauung, die hier nicht gleichzeitig in Gang kommt, muss bereits stark geschädigt sein…

Die 9 Kräuter-Essenz bei Lebensmittelunverträglichkeiten

Ob die 9 Kräuter-Formel eine Wirkung bei **Unverträglichkeiten gegen Nahrungsmittel** zeigt, müsste jeder selbst austesten. Bitte teilen Sie mir ihre Erfolge mit, wenn Sie solche feststellen konnten. Viele dieser Störungen beruhen ja auf einer nachhaltig geschädigten Darmflora.

In Fällen von Zöliakie könnte die 9 Kräuter-Formel (neben der notwendigen glutenfreien Diät!) vielleicht dabei helfen, die Gesamtsituation des Organismus und das gereizte Immunsystem zu harmonisieren. Alles, was dem Darm gut tut, tut dem ganzen Menschen gut.

38. EIN PAAR WORTE ZUM SCHLUSS

Da wir ja nun alle die „warnenden Stimmen“ aus dem Lager der Wissenschaft und konventionellen Medizin gut kennen, die sich gegen Kräuterzubereitungen regelmäßig erheben, ist eine kleine Schlussbetrachtung sinnvoll. Dazu ein Beispiel, das die Situation, in der sich heute viele Erzeuger von Naturheilmitteln befinden, exemplarisch darstellte:

Im Jahr 2003 warnte das Schweizer „arznei-telegramm“ vor dem so genannten **„CoD-Tee“**, einem Kräutertee-Rezept, das der international ausgezeichnete österreichische Immunforscher und Ethnologe Mag. Dr. Thomas David von einer seiner zahlreichen Reisen zu südamerikanischen Schamanen mitbrachte. Schon das ist dem Kritiker offenbar unbekannt und wohl auch gleichgültig. Ebenso, dass eine umfassende, weltweite Dokumentation über die Wirkungen dieser Tee-Kur vorliegt. Versuchsreihen ergaben, dass der Tee mit bemerkenswertem Erfolg als Begleittherapie bei Krebserkrankungen und Immunschwächen eingesetzt werden könnte. Als Wundermittel wurde er nicht angepriesen. Das vorgebrachte Argument, es gäbe keine nachvollziehbaren klinischen Belege, stimmte nicht. Es existierten sehr wohl Studien und Versuchsreihen, die für eine Sinnhaftigkeit dieser Tee-Kur sprachen.

Dr. David wurde für seine Arbeiten unter anderem mit dem Inter-Lyra-Friedenspreis für die weltweite Rettung hoffnungslos krebskranker Menschen ausgezeichnet. Univ.-Prof. DDr. Apostolos Georgopoulos (Universitätsklinik für Innere Medizin, Wien) würdigte 1996 das CoD-Tee-System als wertvollen Beitrag zur aktuellen Krebsforschung. Dennoch ordnet das eingangs genannte Medium CoD-Tee samt seinen Anwendungsrichtlinien offenbar unter „Quacksalberei“ ein und bemängelte (zu Recht) den extrem hohen Preis von 199 Euro für 600g Tee.

Spätestens hier wird es Zeit, vor der eigenen Tür zu kehren, denn es ist eine Tatsache, dass eben jener wissenschaftliche Weg, den auch ein lange bewährtes Naturheilmittel nach Ansicht der modernen Medizin zu gehen hat, zwangsweise eine Patentierung, großen Forschungsaufwand (samt grausamen Tierversuchen) und damit extrem hohe Verkaufspreise nach sich zieht. (Für tibetische Kräuter-Rezepturen versucht etwa die Schweizer Firma Padma AG seit Jahrzehnten, hier einen vernünftigen Mittelweg zu gehen, was auch gut gelingt.) [48] Dr. David sah sich jedenfalls gezwungen, der Herstellerfirma freie Hand zu lassen, und es zeigte sich rasch, dass man absolut nicht bereit gewesen wäre, den Preis des Tees auf einem erträglichen Niveau zu halten. Dieser Vorschlag stieß, wie Dr. David in einem Artikel selbst erklärte, „nur auf Heiterkeit", noch weniger dachte man daran, die rezeptgebenden Indianer am Verkaufserlös zu beteiligen. [49]

Dr. David scheint es später doch geschafft zu haben, seinen Weg mit dem Tee zu gehen, denn es gibt CoD-Tee tatsächlich noch. Zwar auch nicht billiger, aber wie man etwa den Infos der Website http://www.chironmed.de/CoD-Tee entnehmen kann, sind die rezeptgebenden Indianer beim Anbau vor Ort nun offenbar eingebunden. Interessant ist, dass dieser Tee, neben bestimmten Urwaldkräutern und Löwenzahnwurzel, ebenfalls die nach indigener Anschauung hoch wirksame Klettenwurzel enthält.

Wie dem auch sei: die 9 Kräuter-Formel wurde sinnvollerweise ebenfalls nicht als Heilmittel konzipiert, wodurch der Preis dauerhaft niedrig gehalten werden kann. Der Konsum des Tees laut beiliegender Anleitung ist unbedenklich, wie die Zulassung als Lebensmittel nachweist. Die Tee-Mischung soll von der rezeptgebenden Schamanin außerdem an die Bedürfnisse westlicher Konsumenten besser angepasst worden sein, indem sie einen Bestandteil ersetzte, der bei längerer Einnahme schädlich sein kann. (Medizinalrhabarber – siehe dazu oben).

Die eigene Gesundheit in der Hand behalten

Zur menschlichen Selbstbestimmung gehört es, bei Krankheiten die eigene Heilung nicht gänzlich an Ärzte und Therapeuten abzutreten. Wir müssen wieder mehr Mut aufbringen, selbst zu entscheiden, was uns gut tut, so wie es unsere Großeltern noch ganz selbstverständlich taten. Denn überlegen Sie: niemals zuvor war das Diktat einer wirtschaftlich motivierten Gesundheits- (eigentlich Krankheits-) Industrie so übermächtig wie heute, aber sind wir deshalb wirklich gesünder? Zwar leben wir etwas länger, doch die Phase der Alterskrankheiten zieht sich ebenso in die Länge. Spitäler und Heime sind voll von alten Menschen, deren Leiden und Sterben sich mit chemischer Hilfe eher verschlimmert. Was uns heute fehlt, ist mehr Respekt vor dem Leben an sich, vor der Natur und ihren Kräften, die sich besonders deutlich in der Pflanzenwelt offenbaren. Die 9 Kräuter-Formel ist hier nur ein Beispiel. Immer mehr Menschen erkennen, dass Therapie nicht bloß eine Sache von Pillen und Spritzen sein kann, sondern jede Krankheit dient auch als Spiegel für eine gestörte Beziehung zur Umwelt und zu uns selbst. Gesund werden ist ein Prozess, ein höchstpersönlicher Weg, den uns keiner abnimmt. Der Arzt hilft, gibt ein nötiges Medikament und ermutigt (im

Idealfall), heilen aber kann der Körper sich letztlich nur selbst – nicht weniger gilt das für die Seele.

Wie schön wäre es doch, könnten universitäre Medizin und Naturheilkunde endlich in gegenseitigem Respekt einem „Weg der Schönheit" folgen – Ansätze dazu sind ja bereits sichtbar. Man könnte den plausibelsten Grund dafür so umschreiben: Die Liebe hat, wie wir alle wissen, noch niemand unter dem Mikroskop gesehen. Aber existiert sie deshalb nicht? Und sind Wissenschaftler etwa gegen sie immun?

„Es gehört schon eine gute Portion Engstirnigkeit und Ignoranz dazu, nur noch das akzeptieren zu können, was man durchs Mikroskop sieht und analysieren kann. (...) Solche Ambitionen sind geradezu blödsinnig – aber sie sind eben wissenschaftlich." [50]

Hopi-Medizinmann „The Raven"

Ein indianischer Kommentar zu den vielen Ängsten, die heute den „modernen" Menschen plagen:

Du sollst dich nicht vor dem Sterben fürchten, sondern davor,
was auf dem Weg dahin in dir stirbt.

Weisheit der Lakota

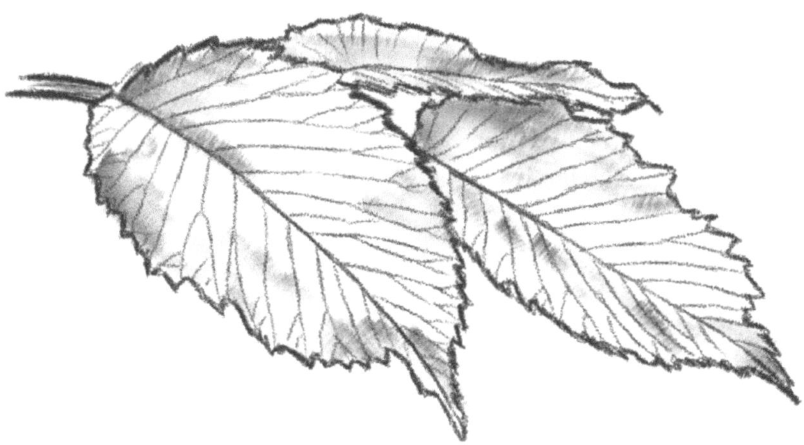

Rotulme - Ulmus rubra

39. EPILOG

Das Nachwort zu diesem Buch möchte ich jemandem überlassen, der für viele – und mir direkt aus der Seele spricht – seine Aussagen sind heute so aktuell wie niemals zuvor…

„Wir haben unser Land und unsere Freiheit verloren, aber noch haben wir unsere Art zu denken und zu leben bewahrt. Als Indianer könnten wir einen bedeutenden Beitrag zu eurer Kultur leisten. Nur wenigen Weißen kommt es in den Sinn, dass auch die Menschen anderer Hautfarbe, seien sie nun rot oder schwarz oder gelb, sich Gedanken darüber machen, wie diese Welt besser werden könnte. Vieles ist töricht an eurer Zivilisation. Gleich erschreckten Büffeln, die wie verrückt herumrennen, lauft ihr weißen Menschen dem Geld nach, bis ihr so viel habt, dass ihr nicht lange genug leben könnt, um es auszugeben. Ihr verschwendet die Schätze der Natur, als gäbe es keine nächste Generation, die sie ebenfalls brauchen. Die ganze Zeit redet ihr von einer besseren Welt, während ihr immer größere Bomben macht, um jene Welt zu zerstören, die ihr jetzt habt …

Für uns ist es besser, gute Indianer zu sein als schlechte Weiße. Warum können Indianer nicht wie Indianer neben den weißen Menschen leben und trotzdem von ihnen geachtet werden? Ich habe keine höhere Schule besucht, aber der Große Geist gab mir, was ich in keinem Klassenzimmer hätte lernen können: das Herz und den Willen, Erkenntnis zu erlangen. Ich wünsche mir, dass unsere jungen Menschen auf die Suche nach der Wahrheit gehen, nach jener Wahrheit, die die Natur allen gibt, die sich ehrlich darum bemühen. Viele gebildete Menschen verstehen sehr wenig von der Schöpfung des großen Geistes und ihren Wundern, während viele ungebildete Menschen dieses Verständnis besitzen. Ich ging auf keine eurer höheren Schulen, und doch besuchte ich die beste Universität, die es gibt, die große Universität draußen in der Natur …

Wenn die weißen Menschen auch nur einige unserer Ratschläge befolgten, fänden sie eine Zufriedenheit, die sie jetzt nicht kennen und die sie auf ihrer verbissenen Jagd nach Geld und Vergnügen vergeblich suchen. Wir Indianer können die Menschen noch lehren, wie man im Einklang mit der Natur lebt.“

Tatanga Mani, Häuptling und Weiser der kanadischen Stoney-Indianer, gest. 1967.
(Er genoss eine „weiße“ Erziehung und wirkte später als Botschafter des Friedens und der Brüderlichkeit unter den Menschen. [51])

40. KLEINES LEXIKON INDIANISCHER BEGRIFFE

Adlerfeder: eines der stärksten Heilsymbole der indianischen Mystik. Ein fähiger Schamane gelangt irgendwann „zufällig“ in ihren Besitz. Man darf sie nicht verschenken oder kaufen. Eine echte, heilkräftige Adlerfeder „begegnet“ ihrem künftigen Eigentümer von selbst, sie fällt ihm beispielsweise vor die Füße. Adler (und damit ihre Federn) sind heute strengstens geschützt, auch der Handel mit ihnen ist verboten.

Zu Dekorationszwecken werden meist eingefärbte Truthahnfedern angeboten. Die Indianer nennen den Adler übrigens „Bold Eagle“ (kühner, wagemutiger Adler), die Weißen dagegen sagen „Bald Eagle“ (Kahlkopf-Adler) – die Schönheit liegt wohl im Auge des Betrachters und kümmert sich um keine Grammatik. Federn nimmt man nur von jungen Adlern.

Clan: für die Indianer war ihre persönliche Zugehörigkeit zu einem (Tier)clan sehr wichtig, denn sie half ihnen u.a. dabei, ihre Stellung innerhalb der Gemeinschaft zu definieren. So war etwa der Bärenclan dafür bekannt, große Heiler hervorzubringen. Mitglieder der Midewiwin folgen dem „Bärenpfad“. Clans bestimmten auch die Heiratsgewohnheiten und garantierten eine sinnvolle genetische Vermischung.

First Nations oder **First Nations People** (Einzahl: **First Nations Person):** offizielle Bezeichnung der kanadischen Ureinwohner. Auch der Ausdruck „Aborigines“ wird immer gebräuchlicher. An dem Wort Indianer hat man keine Freude, da es ja Inder bedeutet. In Bezug auf Kolumbus wird „Indianer“ als abwertend empfunden, wenn es auch im deutschsprachigen Raum praktisch nie so gemeint ist. Die indigene Bevölkerung in den USA wird heute allgemein als „Native Americans“ bezeichnet.

Friedenspfeife: ein von Weißen oft missverstandenes rituelles Instrument. Für die Indianer bedeutet das Rauchen der heiligen Pfeife eine direkte Kontaktaufnahme mit dem Schöpfer (quasi das Telefon nach oben).

Ob ein Pfeifenritual Frieden symbolisiert, misst sich auch daran, an welchem Platz sich eine anhängende Adlerfeder befindet (bei Frieden in der Mitte). Zentrum der Kulte um die heilige Pfeife ist etwa bei den Lakota die „Weiße Büffelkalbfrau“. Sie brachte dem Volk die erste heilige Zeremonialpfeife aus den

Knochen eines weißen Büffelkalbs. Es hieß, sie würde um die Zeitenwende wieder erscheinen – dann, wenn vermehrt weiße Büffelkälber geboren werden – das ist angeblich seit ca. 1995 der Fall…

Großer Geist („The Great Spirit"): die im alltäglichen Umgang übliche Bezeichnung der kanadischen Indianer für jene große Allmacht, die wir Gott nennen. Ein anderer, viel verwendeter Ausdruck ist Creator (Schöpfer). Eine weniger gebräuchliche Übersetzung wäre großes Geheimnis, da die Indianer damit ja sehr viel mehr als nur einen „Geist" umschreiben. Die Ojibwa und Cree nennen den Creator nur bei rituellen Anlässen bei seinem Namen: Manit(o)u, die Lakota und Dakota (Sioux) sprechen von Wakonda, die Pawnees von Tirawa usw. Das achtlose Aussprechen dieser Namen außer bei feierlichen Zeremonien gilt streng genommen als respektlos.

Initiation (Einweihung): Aufnahmeritual bei Naturvölkern, z. B. den Indianern. „Initiare" (lateinisch: beginnen) steht für den Anfang eines neuen Lebensabschnittes wie etwa den Eintritt Jugendlicher ins Erwachsenenleben. Andere Initiationsriten betreffen die Aufnahme in bestimmte Ritual- oder Medizingemeinschaften wie die Midewiwin (siehe dort). Es handelt sich dabei um einen jahrelangen, oft schwierigen Lernprozess mit einer abschließenden Reifefeier.

Kinnikinnik: „Indianertabak", bestehend aus Bärentraube, Hartriegel, Rebhuhnbeere und Rinde der roten Weide. Er wird für die heilige Pfeife, für Räucherungen und als Dankopfer gebraucht. Da diese Mischung im Laden nicht erhältlich ist, ist es durchaus korrekt, einer First Nations Person bzw. einem Schamanen zum Dank oder als Willkommensgeschenk handelsüblichen Tabak zu überreichen. Tabak wird auch als Dankopfer gegeben, z. B. nach dem Sammeln von Heilpflanzen. Er wird oft in der Nähe eines Baumes vergraben, oder man wirft bei Feierlichkeiten eine Prise davon zu Ehren der Ahnen ins Lagerfeuer.

Medizinrad: indianische Sichtweise der Welt und ihrer Zusammenhänge. Der Medizinkreis symbolisiert das Werden und Vergehen und enthält alle Informationen über den Lauf der Natur, den Lebensweg eines Menschen sowie die gesamte Schöpfung. Leider ist dieses alte Ritual heute zum beliebten Esoterikspielzeug geworden.

Midewiwin (auch Midewiwan): geheime Vereinigung indianischer Ojibwa- und Cree-Schamanen. Mitgliedschaft und Ausbildung unterliegen strengen Regeln. Das einzelne Mitglied heißt Mide. Die Medizin, welche diese Gemeinschaft hervorbringt, heißt auch „Bärenmedizin", da sich der Bär der Legende nach als erstes Tier für den Fortbestand der Menschen opferte, indem er ihnen während einer Hungersnot sein Fleisch überließ. Daher gilt Bärenfleisch als sehr heilkräftig und wird z. B. von Indianern im hohen Norden Kanadas gegen Krebs empfohlen.

Pow-wow (gesprochen: pau wau): traditionelles indianisches Tanzfest, das meist als reine Touristenattraktion gesehen wird. Für viele Indianer ist es jedoch zugleich eine spirituelle Zeremonie. Weiße dürfen nur in Ausnahmefällen mittanzen, wenn man sie dazu ausdrücklich auffordert bzw. einlädt. Die Rhythmen und Trommelklänge bei den Pow-wows gelten als heilsam und stellen eine starke Verbindung mit dem Schöpfer her. Tanzen ist für Indianer wie ein rituelles „Gebet mit dem Körper". Pow-wows finden heute meist grenzüberschreitend statt und haben wichtige soziale Funktionen. Auch Geld und hohes Ansehen lässt sich natürlich für die Gewinner damit verdienen...aber zuletzt haben Pow-wows immer einen spirituellen Hintergrund.

Prärie: eigentlich ein französisches Wort, das einfach „Wiese" bedeutet. Es bezeichnete die Heimat der Büffel inmitten des nordamerikanischen Kontinents. In Amerika unterteilt man dieses Gebiet in „praerie" und „plains" (weiter nördlich), wo ein Teil der Cree lebte.

Schwitzhütte (engl: „sweat lodge"): diese von den Indianern „inipi" genannte Zeremonie dient der körperlichen und seelischen Reinigung. Wasser wird auf glühend heiße Steine gegossen, während man im Dunkeln eines mit Büffelhaut bespannten Schwitzzeltes meditiert und betet. Nicht jedem tut dieses Ritual gut, und nicht jeder hat es verdient. Der bei uns in Mode gekommene esoterische Umgang mit diesem spirituellen Instrument („Indianersauna") ist abzulehnen. Nur ein „echter" Indianer bzw. Schamane kann wirklich beurteilen, wann und wie dieses Ritual für eine Heilung Sinn macht, und er wird dafür kein Geld verlangen!

Skwaw: Algonkin-Wort für Frau, das wie andere indianische Ausdrücke (z. B. Tomahawk, Manitu usw.) von den Weißen viel zu gedankenlos benutzt wurde. Der Begriff Skwaw umfasst alle Funktionen, die Indianerfrauen innerhalb der Familie erfüllten: sie waren oft Ehefrau, Hausfrau und Mutter sowie Heilerin in einer Person. Indianische Frauen waren nicht versklavt, sondern ebenso hoch geachtete Stammesmitglieder wie Männer. In Kanada gibt es viele Indianerstämme, die als Oberhaupt (Chief) eine Frau gewählt haben.

Sonnentanz („sundance"): rituelle Zeremonie zu Ehren der jährlich sich erneuernden Kräfte des Universums. Manche Stämme verbanden damit Opfer und läuternde Rituale zum freiwilligen Ertragen von Schmerzen. Das führte zu großen Missverständnissen, denen die Kolonialmächte mit einem generellen Verbot begegneten – eine politisch motivierte Aktion, da solche Festlichkeiten das Zusammengehörigkeitsgefühl der Stämme förderten und sich auch der Widerstand in ihnen formierte. Einige kanadische First Nations People bestätigen, dass sie ihren Sundance immer nur als Instrument der Verehrung der Sonne und Wiederkehr allen Lebens auf der Erde zelebriert hätten – ohne Schmerzrituale oder blutige Tieropfer. Ob das stimmt, wird offen bleiben müssen. Der Sundance zeigte indes durch das „Opfern" eigener Schmerzen durchaus Parallelen zum christlichen Glauben und dem Opfertod Jesu!

Tipi (engl. „teepee"): Pyramidenförmiges Zelt, das größtenteils von den nomadisierenden Indianern der Prärien und Plains verwendet wurde, da es leicht abzubauen und zu transportieren war. Das „Chief-Teepee" des Häuptlings diente für Versammlungen und Feste, das Familientipi als Wohnunterkunft. Das Algonkin-Wort „Wigwam" bedeutet dagegen einfach Heim und stand für kuppel- oder kegelförmige Behausungen, die mit Birkenrinde gedeckt wurden. Andere Stämme lebten in Langhäusern oder Erdbehausungen. Alte Funde bezeugen, dass die First Nations People vor 12 000 Jahren kegelförmige Zelte benutzten.

Totem: fast alle Indianer fühlen sich auch heute noch mit bestimmten Führungsgeistern in Tiergestalt verbunden, die ihnen beistehen und deren Kräfte man sich zu Eigen machen kann. Tier-, Pflanzen- oder Mineralientotems waren immer wichtig, um sich innerhalb der Gemeinschaft und gegenüber Stammesfremden zu definieren. Durch Totempfähle, Tänze und Ritualmasken wird diese Symbolik nach außen getragen. Das oberste Bildnis des Totempfahls ist fast immer die Figur eines Adlers, eines Raben oder „Donnervogels".

Traumfänger (engl.: „dreamcatcher"): kreisförmiges Netzgeflecht mit daran befestigten Federn und kunstvoll eingeflochtenen Perlen bzw. Edelsteinen. Ein Dreamcatcher, über dem Bett aufgehängt, soll die bösen Träume herausfiltern und nur die guten und heilsamen durchlassen. Die Edelsteine helfen, negative Schwingungen aufzulösen. Bei modernen Indianern erhalten Neugeborene angeblich selbstgefertigte Traumfänger von ihren Paten als Geschenk. Allerdings entsprechen Traumfänger, wie man nun weiß, KEINER indigenen Tradition. Sie waren unter Indianern ursprünglich genauso unbekannt, wie die in Indianerfilmen vorkommenden Stirnbänder. Kein Indianer trug so etwas! Angeblich sollen sie eine Erfindung der Filmregisseure gewesen sein, um die Perücken ihrer Indianerdarsteller am Kopf zu fixieren. Von der Hippi-Bewegung der 68er wurden sie gern übernommen – es sah einfach „cool" aus. Übrigens verdanken wir dem guten Karl May eine Menge Fehlmeinungen über Indianer und ihr Leben, denn auch einen „Marterpfahl" kannten sie nicht, es gab nur Totempfähle (siehe oben), die man allerdings niemals durch Folteropfer verunziert hätte.

Wilder Reis („Zizania aquatica"): war neben Beeren und Früchten das vegetarische Hauptnahrungsmittel kanadischer Indianerstämme wie der Ojibwa und Cree. Es handelt sich allerdings um eine Haferart, die nichts mit asiatischem Reis (Oryza sativa) zu tun hat. Der Verkauf von natürlich geerntetem Wildreis ist für manche Indianer eine geregelte Einnahmequelle, die heute durch Monopolkonzerne und Gentechnik gefährdet wird. Echter Wildreis ist sehr gesund und hilfreich zur Behandlung vieler „moderner" Krankheiten, wie Diabetes oder Mineralstoffmangel. Traditionell wird Wildreis immer noch geerntet, indem man die Körner mit Stöcken händisch in ein Boot schlägt. Dann werden sie entspelzt und über Pappelholzrauch geröstet.

41. ADRESSEN, HINWEISE UND BEZUGSQUELLEN FÜR DIE 9 KRÄUTER-FORMEL

Deutschland und EU:

IWF EUROPA
Kerstin und Bernhard Zöller
Michaelsbergstraße 34
D-76646 Bruchsal
Tel.: (0049)-(0)72 57-90 27 72
Fax: (0049)-(0)72 57-90 27 71
Mail: bernhard.zoeller@t-online.de
www.indian-essence.de

Online ist der Tee auch über
http://www.jim-humble-verlag.com/nahrungsergaenzungen/tee-kraeuter/
erhältlich.

„Original Indian Essence“ ist unter der Pharmazentralnummer (PZN) 752815 8 registriert.

Es wird darauf hingewiesen, dass die Informationen/Adressen der Webadresse *www.indianessence.org* seit Jahren veraltet und fehlerhaft sind! Falschinformationen werden trotz Aufforderung nicht entfernt. Wenden Sie sich daher für Auskünfte an die IWF Europa – siehe oben.

Österreich:

Der Bezug des Tees ist auch in Österreich über Postversand von der oben stehenden Adresse der IWF Europa problemlos möglich. Jeder Reform- oder Bioladen kann den Tee ebenfalls besorgen.

In der steirischen Landeshauptstadt Graz hat ihn folgendes Reformhaus immer lagernd:
Reformhaus und Gewürzstube Brantner, Gleisdorfer Gasse 10, A-8010 Graz
Mail: gewuerzstube@reformhaus-brantner.at
www.reformhaus-brantner.at

Eine Online-Bezugsadresse in Österreich:

Candles & More
Doris Margreiter
Mail: doris.margreiter@aon.at
www.dorismargreiter.at

Produktdetails und Preise:

Eine Packung der 9 Kräuter-Tee-Essenz enthält 3 Beutel Tee in Form einer Trockenmischung zu je 25 g, die für eine mehrwöchige Kur reichen. Jeder Packung liegt eine genaue Zubereitungsanleitung bei.

Im Unterschied zu einem anderen Produkt mit weniger als neun Bestandteilen, ist diese Tee-Mischung nur getrocknet und nicht in flüssiger Form im Handel – dann würden nämlich Konservierungsmittel wie Zitronensäure nötig. Das soll vermieden werden. In der Naturheilkunde gibt es zudem eine Regel, wonach die eigenhändige Zubereitung von Rezepten eine positive Beziehung zum Vorgang des „Heilwerdens" herstellt. Die Rezeptgeber empfahlen auch ein bestimmtes Ritual, die gesundheitliche Wirkung des Tees ist davon aber sicher unabhängig.

Informationen zur indianischen Lebenswelt, der Medizin sowie Aktionen zum Schutz indigener Völker (die Reihenfolge stellt keine Wertung dar):

Weltweit engagiert sich die **Gesellschaft für bedrohte Völker (GfbV)** für die Rechte der „First Nations" und anderer benachteiligter Minderheiten:
www.gfbv.de , www.gfbv.at , www.gfbv.ch – vierteljährliche Zeitschrift!

Informationen über den **Rene Caisse,** ihre Arbeit und ihren Tee „Essiac":
http://renecaissetea.com/
www.essiacinfo.org

Infosammlung über unterschiedliche Themen – Historie, Gesellschaft, Heilkunst:
http://stjosefs.de/
http://www.survivalinternational.de/
http://www.indianerwww.de/
http://welt-der-indianer.de/

www.indianer.de
Informationen über Indianer-Museen weltweit und vieles mehr (leider nicht mehr aktiv):
www.indianer-welt.de

Information über deutsche Powwows:
www.powwow-kalender.de

Sammlung von Geschichten, Märchen und Sagen – auch aus Nordamerika:
www.sagen.at

Musik der Native Americans:
www.airos.org

Native American Association of Germany e.V. – Verein für Indianerfragen in Deutschland – äußerst seriös! Man distanziert sich von jeder Form westlichen „Ausverkaufs“ indigener Spiritualität! – Nur Ansprechpartner für seriösen kulturellen Austausch!
www.naaog.de

Wörtliche Zitate von deren Homepage:

Wir halten uns an das Motto **"Don't Pay to Pray!"** (Zahle nicht fürs Beten!")

Die Native American Association of Germany e.V. (NAAoG e.V.) weist darauf hin, dass unsere Arbeit einen kulturellen Austausch fördert und wir dementsprechend mit Native Americans aus den verschiedensten Nationen zusammenarbeiten.

Keine Zusammenarbeit von Seiten der NAAoG dagegen gibt es mit Verkäufern indigener Spiritualität und indigener Zeremonien - nicht in der Vergangenheit, nicht in der Gegenwart und auch nicht zukünftig. Die NAAoG lehnt diese Praktiken ab und unterstützt solche Personen in keiner Weise. Wir möchten ebenfalls betonen, dass wir keine Kontakte zu indianischen Medizinmännern oder spirituellen Führern vermitteln und wir verwenden nicht den Begriff "Schamanen" für Medizinmänner.

42. ANMERKUNGEN ZUM TEXT UND QUELLENVERWEISE

1 in: Pulsar - Zeitschrift für Aktives Bewusstsein, Nr. 7/01, S.17
Wie „gut" solche Aussagen im Westen ankommen, zeigten u. a. Versuche von Rufschädigung gegen R. Silverbird und andere, im Westen aktive Indianer, die auf einschlägigen (von dubiosen Hintermännern unterhaltenen) Online-Plattformen ersichtlich sind. Diese Aktionen scheinen geradezu ein Hobby solcher (bezahlten?) „Aufklärer" zu sein. Vielsagend ist, dass gerade sie sich persönlich nicht zu erkennen geben.

2 Michael Moore: Stupid White Men. Piper, München 2002, S. 128

3 vgl. dazu die beiden Bücher von **Gabriele Feyerer** über Padma 28 im Windpferd-Verlag Oberstdorf 2016 und AT Verlag Aarau 2013 (siehe Literaturliste)

4 Theodor Geus / Christian Heeb: Das Herz Amerikas. Umschau, Frankfurt am Main 1995, S. 20

5 vgl. Andrian Kreye in: GeoEpoche – das Magazin für Geschichte, Hamburg; Nr. 4/Oktober 2000, S. 165

6 vgl. René Oth: Die wahre Geschichte der Indianer. Battenberg, München 1999, S. 164

7 Geus / Heeb, Das Herz Amerikas, S. 23

8 Quelle: IWF-Newsletter, April 2003

9 in: Eveline Meinert (Hrsg.): Mit dem Herzen denken. Indianische Weisheiten und Legenden. Gütersloher Verlagshaus, Gütersloh 2002, S. 43

10 ebd. S. 89

11 ebd. S. 105

12 ebd. S. 111

13 ebd. S. 76

14 in: Rayna Green / Melanie Fernandez: The Encyclopaedia of the First Peoples of North America. Douglas & McIntyre, Toronto 1999, S. 56 – Übersetzung der Autorin

15 Quelle: IWF-Newsletter, November 2002

16 vgl. Stephan Götze, Hüter der Schöpfung – Der indianische Weg zur Heilung der Erde und des Menschen, Murnau a. St. 2013

17 vgl. René Oth, Manitus Krieger. Battenberg, München 2000, S.171

18 ebd. S. 171

19 in: Barbara Tedlock: Über den Rand des tiefen Canyon. Lehren indianischer Schamanen. Diederichs, München 1996

20 vgl. Feyerer, Padma 28 – Tibetische Naturmedizin für Körper und Geist, 8. aktualisierte Aufl. ,Windpferd-Verlag

21 in: Dr. Gottfried Hertzka / Dr. Wighard Strehlow: Große Hildegard-Apotheke. Christiana, Stein am Rhein, 9. Aufl. 2003

22 vgl. dazu: »legalize it !?« Jörg Auf dem Hövel im Gespräch mit dem Ethnobotaniker Christian Rätsch, in: Wege 4/2002, S. 24–29

23 vgl. John Fire Lame Deer / Richard Erdoes: Seeker of Visions. Simon und Schuster, New York 1972

24 vgl. Heinz J. Stammel: Die Apotheke Manitous. Das Heilwissen der Indianer. Rowohlt, Reinbeck b. Hamburg 2000, S. 347

25 in: Susanna Tamaro: Feuer des Herzens. Pattloch, München 2002

26 in: Sun Bear / Wabun: Das Medizinrad. Eine Astrologie der Erde. Goldmann, München 1987, S. 19

27 vgl. Basil Johnston: Ojibway Heritage. McClelland and Steward, Toronto/Ontario 1998

28 vgl. Meinert (Hrsg.), Mit dem Herzen denken. Indianische Weisheiten und Legenden, S. 124

29 siehe dazu unter http://www.wwf.org

30 Feyerer, Padma 28 – Tibetische Naturmedizin für Körper und Geist s.o. (3)

31 vgl. Bill Gottlieb (Hrsg.): Neue Wege in der natürlichen Heilung. Rodale Press, Emmaus 1995, S. 463

32 vgl. Dr. James A. Duke: Die grüne Apotheke. Rodale Press, Emmaus 1997, S. 256

33 vgl. Stammel, Die Apotheke Manitous. Das Heilwissen der Indianer, S. 304

34 vgl. Duke, Die grüne Apotheke, S. 131

35 ebd.

36 vgl. Duke, Die grüne Apotheke

37 ebd. S. 256

38 vgl. Anne McIntyre: Frauen-Handbuch Heilkräuter. Der umfassende Ratgeber für Gesundheit und Wohlbefinden in allen Lebensphasen. BLV, München-Wien-Zürich 1996

39 vgl. Mirelle Jochum-Guillou: Algen – Gesundheit und Schönheit aus dem Meer. Econ & List, Düsseldorf/München 1997

40 vgl. Duke: Die grüne Apotheke, S.451

41 vgl. Hertzka/Strehlow: Große Hildegard-Apotheke

42 vgl. Alfred Vogel: Der kleine Doktor. Verlag A. Vogel, 17. Aufl., Teufen 1997

43 vgl. Duke, Die grüne Apotheke, S. 192

44 ebd. S. 429 und 561

45 ebd. S. 431

46 vgl. Feyerer, Padma 28 – Tibetische Naturmedizin für Körper und Geist, siehe (3)

47 ebd.

48 ebd.

49 vgl. Jaan Klasmann: „Hilfe aus dem Regenwald“, in: Gesundheit 12/98, S. 22–24.

50 vgl. Heinz J. Stammel: Das Heilwissen der Indianer. Wunderlich, Reinbek bei Hamburg 1986. Gespräch des Autors mit dem Medizinmann The Raven (Navaho-Name) am 15. Juli 1972 in Old Oraibi/Arizona (Hopi-Reservation)

51 aus: Tatanga Mani: Walking Buffalo of the Stonies. Grant MacEwan, M. G. Hurtig Ltd., Edmonton 1969.

52 aus: Götze, Stephan: Hüter der Schöpfung. Der indianische Weg zur Heilung der Erde und des Menschen. Mankau-Verlag, Murnau a. St. 2013, Seite 52.

43. EINIGE STUDIEN ZUR PHYTHOTHERAPIE

Stange R.: Beliebtheit und Akzeptanz von Phytopharmaka bei Publikum und Verordnern Zeitschrift für Phytotherapie 2014; 35: 16-20.

Härtel U, Volger E.: Inanspruchnahme und Akzeptanz klassischer Naturheilverfahren und alternativer Heilmethoden in Deutschland - Ergebnisse einer repräsentativen Bevölkerungsstudie. Forsch Komplementärmed Klass Naturheilkd 2004; 11: 327-334.

Institut für Demoskopie Allensbach: Naturheilmittel 2010 - Ergebnisse einer bevölkerungsrepräsentativen Befragung.
http://www.ifd-allensbach.de/uploads/tx_studies/7528_Naturheilmittel_2010.pdf

44. VERWENDETE QUELLEN UND WEITERFÜHRENDE LITERATUR

Alexie, Sherman: Das absolut wahre Tagebuch eines Teilzeitindianers, München 2010 – www.sherman-alexie.de

Andrews, Lynn: Die Medizinfrau. Der Einweihungsweg einer weißen Schamanin. Econ Ullstein List, München 2001

Batmanghelidj, Fereydoon: Sie sind nicht krank, Sie sind durstig. VAK-Verlag, Kirchzarten 2003

ders.: Wasser, die gesunde Lösung. VAK-Verlag, Kirchzarten 2003

Bauereiß, Erwin: Der Naturmensch. Wurzel-Verlag (Eigenverlag), Markgrafenstraße 21, D-91438 Lenkersheim 2001 (nur dort erhältlich); Hrsg. weiterer Naturbücher, Pflanzenschriften und der Zeitschrift Lebensbaum, Versand von Heil- und Wildpflanzensamen

Bear Heart / Molly Larkin: Der Wind ist meine Mutter. Leben und Lehren eines indianischen Schamanen. Lübbe, Bergisch Gladbach, 1998

Blackwell, Andrew: Willkommen im sonnigen Tschernobyl. Verstrahlt, verseucht, vergiftet – eine Erkundung der schlimmsten Orte der Welt. Ludwig-Verlag, München 2013

Brown, Dee: Begrabt mein Herz an der Biegung des Flusses. Anaconda-Verlag, Köln 2012

Caisse, Rene: I was Canada's Cancer Nurse, New York 1966

Curtis, Edward S.: Native Americans – Die Indianer Nordamerikas. Taschen-Verlag, Köln 2001

David, Mag. Dr. Thomas: Medizin der Schamanen. Lebensqualität bei Krebs und Immunschwäche. Vgs, Köln 1996

Descola, Philippe: Leben und Sterben in Amazonien. Bei den Jivaro-Indianern. Klett-Cotta, Stuttgart 1996

Duke, Dr. James A.: Die grüne Apotheke. Rodale Press, Emmaus 1997

Eastman, Charles Alexander (Ohiyesa) : The Soul of the Indian. Houghton Mifflin, Boston 1911

Emoto, Masaru: Die Botschaft des Wassers. Koha-Verlag, Burgrain 2002

Feyerer, Gabriele: Padma – Tibetische Kräutermedizin vom Dach der Welt, Aarau und München 2013

dieselbe.: Padma 28 – Tibetische Naturmedizin für Körper und Geist, 8. aktualisierte Auflage, Oberstdorf 2016

dies.: Besser leben mit Weizenallergie und Zöliakie, Zürich 2008 – *noch bei der Autorin erhältlich - Neuauflage in Arbeit*

dies.: Besser leben mit Milchallergie und Laktoseintoleranz, Zürich 2006 – *noch bei der Autorin erhältlich – Neuauflage in Arbeit*
dies.: Original Indian*Essence, Heilwissen der Indianer für unsere Gesundheit, Zürich 2004, *vergriffen!*
Feest, Christian: Beseelte Welten. Die Religionen der Indianer Nordamerikas. Herder, Freiburg 1998
Fliege, Jürgen / Ohler Walter (Hrsg.): Sanfte Medizin bei Fliege – alles ist möglich. Bio Ritter, Tutzing 2002
dies.: Heiler bei Fliege – wenn nichts mehr helfen will. Bio Ritter, Tutzing 2003
Götze, Stephan: Hüter der Schöpfung. Der indianische Weg zur Heilung der Erde und des Menschen. Mankau-Verlag, Murnau a. St. 2013
Gold, Peter: Wind des Lebens, Licht des Geistes. Das heilige Wissen der Navajo und der Tibeter. Droemer Knaur, München 1997
Green, Rayna / Fernandez, Melanie: The Encyclopaedia of the First Peoples of North America. Douglas & McIntyre, Toronto 1999
Hansen, Angelika: Begegnung mit dem Schamanen. Die Geschichte einer Heilung durch indianischen Schamanismus. Heyne, München 1998
Harms, Klaus B.: Komplementäre Heilkunst und Gesundheitsreform – Trug der harten Medizin, in: Weleda-Nachrichten 207 A, Michaeli 1997
Hertzka, Dr. Gottfried / Strehlow, Dr. Wighard: Große Hildegard-Apotheke. Christiana, Stein am Rhein, 9. Aufl. 2003
Hetmann, Frederik (Hrsg.): Märchen der Welt: Märchen der Prärieindianer. Fischer, Frankfurt a. Main 1996
Holzer, Sepp: Der Agrar-Rebell. Leopold Stocker, Graz 2002
Jebauer, Melanie: Krebs heilen mit indianischen Kräutern, Venlo 2013
Johnston, Basil: Ojibway Heritage. McClelland and Steward, Toronto/Ontario 1998
Kässner-Fischer, Dr. Martina: Der Wahrheit auf der Spur. Reisebericht. Kreuzlingen 1994
Knafl, Sylvia: Adasti spricht – Der Weg der Cherokee-Medizinfrau Adasti Gadahee, in: Ursache & Wirkung Nr. 45, 3/2003
Lame Deer, John Fire / Erdoes, Richard: Seeker of Visions. Simon und Schuster, New York 1972
Lame Deer, John Fire / Erdoes, Richard: Tahca Ushte, Medizinmann der Sioux. List, München 1979
Langbein, Kurt / Ehgartner, Bert: Das Medizinkartell. Die sieben Todsünden der Gesundheitsindustrie. Piper, München 2002
Mails, E. Thomas / Fools Crow, Frank: Fools Crow. Weisheit & Kraft. Arun-Verlag, Uhlstädt-Kirchhasel 2010

Maritsch, Ortwin: Der Pflanzensprecher. Osliebia-Verlag, Radlingstraße 55, A-8990 Bad Aussee, 3. Auflage 2003 (dort erhältlich)
Marshall, Joseph M.: Spaziergänge mit Großvater. Kopp-Verlag, Rottenburg 2015
ders.: Rückkehr zur Lebensweisheit der Lakota. Kopp-Verlag, Rottenburg 2014
McIntyre, Anne: Frauen-Handbuch Heilkräuter. Der umfassende Ratgeber für Gesundheit und Wohlbefinden in allen Lebensphasen. BLV, München-Wien-Zürich 1996
Meinert, Eveline: Mit dem Herzen denken. Indianische Weisheiten und Legenden. Gütersloher Verlagshaus, Gütersloh 2002
o. A.: Geheimnisse und Heilkräfte der Pflanzen. Das Beste, Stuttgart 1978
o. A.: Die große Enzyklopädie der Heilpflanzen. Neuer Kaiser, Klagenfurt 1994
Olsen, Cynthia B.: Essiac – das geheimnisvolle Elexier. Windpferd, Aitrang, 2. Aufl. 2002
Oth, René: Die wahre Geschichte der Indianer. Battenberg, München 1999
ders.: Manitus Krieger. Battenberg, München 2000
Red Shirt, Delphine: Die Farben der Glasperlen. Mein Leben als Tochter der Oglala Sioux. Nymphenburger, München 2001
Recheis, Käthe (Hrsg.): Die Söhne des großen Geistes. Dreizehn Indianergeschichten. Hoch-Verlag, Düsseldorf 1982
Recheis, Käthe / Bydlinski, Georg (Hrsg.): Weisheit der Indianer. Vom Leben im Einklang mit der Natur. Orbis, München 1995
Richard, Thomas: The Essiac Report, Los Angeles 1993
Roth, Lutz / Daunder, Max / Kormann, Kurt: Giftpflanzen – Pflanzengifte. Verlag ecomed, Landsberg, 4. Aufl. 1994
Schadow, Dorisa / Schallhammer Heike (Hrsg.): Krebs verstehen – neue Wege gehen. Orlanda, Berlin 1997
Schneider, E. Dr. med.: Nutze die heilkräftigen Pflanzen. Saatkorn, Lüneburg, 7. Aufl. 1998
Seton, Ernest Thompson: Das Manifest des roten Mannes. Oesch, Zürich 1999
Stainsby, Mia: »Cancer Hope Reborn«, in: The Vancouver Sun, Vancouver B.C., Kanada 1992
Stammel, Heinz J.: Die Apotheke Manitous. Das Heilwissen der Indianer. Rowohlt, Reinbeck b. Hamburg 2000
Steffen, Peter: Mit Permakultur „Zurück ins Leben“, Graz 2012
ders.: Gestern noch war es Krankheit, Graz 2011 – www.lebensart.or.at
Storl, Wolf-Dieter: Von Heilkräutern und Pflanzengottheiten. Aurum, Braunschweig, 2. Aufl. 1993

Sun Bear / Wabun: Das Medizinrad. Eine Astrologie der Erde. Goldmann, München 1987

Tedlock, Barbara: Über den Rand des tiefen Canyon. Lehren indianischer Schamanen. Diederichs, München 1996

Ulmer, G. A.: Die Gesundheit finden mit Flor*Essence, G.A.Ulmer-Verlag 1995

Voelk, Marianne J.: Vital und gesund ohne Fleisch. Falken, Niedernhausen 2001

Wall, Steve: Töchter der Weisheit. Gespräche mit indianischen Frauen. Heyne, München 2000

Walser-Romer, Claudia R.: „Ganzheitliche Gesundheit mit Original Indian Essence", Informationsbroschüre, Lifespring Edition, Friedlisberg - vergriffen

Walsh, Marnie: Hüterin des Zaubers. Das Schicksal einer indianischen Medizinfrau. Oesch, Zürich 1995

Walsh, Roger N.: Der Geist des Schamanismus. Albatros, Düsseldorf 2003

Wolters, Bruno: Drogen, Pfeilgift und Indianermedizin. Arzneipflanzen aus Südamerika. Freund, Greifenberg 1994

ders.: Agave bis Zaubernuss. Heilpflanzen der Indianer Nord- und Mittelamerikas. Freund, Greifenberg 1996

1000 Meilen bis zum Ende des Regenbogens / 1000 Miles to the End of the Rainbow. Pro Sport Verlag, München 2001

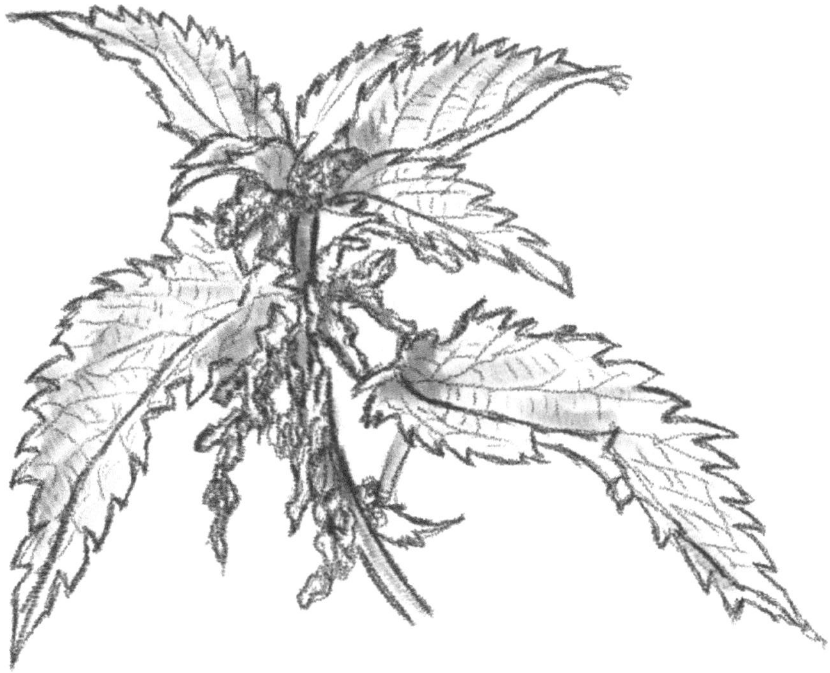

Große Brennnessel - Urtica dioica

45. WICHTIGE HINWEISE DER VERFASSERIN

Bitte beachten Sie, dass auch Autoren über die indianische 9 Kräuter-Formel schreiben, ohne gründlich recherchiert zu haben! In „Original Indian*Essence“ ist KEINE Rhabarberwurzel enthalten – angeblich, um das Rezept sanfter wirksam und gesundheitlich so unbedenklich wie möglich zu machen. Dies schien eine wichtige Intention der rezeptgebenden Schamanin zu sein, als sie dieses (ihrer Aussage nach auch historisch korrekte) Rezept an zwei Weiße weitergab. Heute will sich diese Heilerin angeblich wegen unangenehmer Differenzen mit amerikanischen Herstellern nicht mehr selbst dazu äußern. Darauf kann man sich einen Reim machen – oder auch nicht...

Als Autorin dieses Buches ist es mir wichtig festzustellen, dass ich weder mit der Herstellung der 9 Kräuter-Formel zu tun habe, noch etwas (weiter)verkaufe – ich verdiene nichts an dem Tee!

Schon mein erstes Buch darüber entstand aus der Überzeugung heraus, dass es sich bei diesem Kräuterrezept um ein interessantes Produkt, sichtlich basierend auf dem alten Wissen indigener Heiltraditionen handelt. Ich arbeite als Autorin auch niemals „für“ jemanden, sondern selbständig und investigativ. Diverse Unstimmigkeiten zwischen Herstellern/Verkäufern dieses oder anderer „Indianertees“ werde ich keinesfalls mehr thematisieren.

Entscheiden Sie im Einzelfall selbst, welchem Produkt Sie Ihr Vertrauen schenken und was Sie für sich als gut und hilfreich empfinden – dies ist ohnehin ein logisches Gebot persönlicher Therapiefreiheit. An den von mir genannten Adressen erhalten Sie meinen Erfahrungen und Recherchen zufolge in Europa die originale 9 Kräuter-Tee-Essenz in einwandfreier Qualität.

46. LESERAUFRUF

Teilen Sie mir als Anwender(in) der 9 Kräuter-Formel gerne Ihre Erfahrungen bzw. Kritik mit. Sie helfen damit zu belegen, dass wir mit dieser Tee-Mischung ein hochwertiges Gesundheitsmittel vor uns haben. Eine gut durchdachte Rezeptur, die in ihren Wurzeln dem guten Willen der Indianer und weiterer Personen zu verdanken ist, deren Absicht es war und ist, zu helfen und eine Linderung von Krankheit und Leid zu bewirken. Ihnen allen gebührt Achtung und Respekt.

Sie können Erfahrungsberichte brieflich oder per Mail an die IWF Europa senden, wo man die Post weiterleitet oder mich unter g.fey@tele2.at erreichen.

DANK

Ich erweise all jenen meinen Dank und Respekt, die mich durch ihr altes Wissen und ihre Weisheit zum Schreiben dieses Buches inspiriert haben. Was ich vor allem daraus lernte: dass jeder seinen eigenen Traditionen folgen sollte.

Jedes Volk trägt alte Weisheit in sich, die weiterzugeben sich lohnt. Ein Erfahrungsaustausch zwischen indigener und weißer Bevölkerung ist erfreulich. Wo er verweigert wird, ist es ebenfalls zu akzeptieren. Mit der 9 Kräuter-Essenz wurde uns „Bleichgesichtern“ ein Geschenk gemacht, dessen Würdigung künftig den Herstellern und allen Anwendern dieses Ethnoprodukts obliegen sollte – im Sinne eines „guten weißen Weges“.

47. ÜBER DIE AUTORIN

Dr. Gabriele Feyerer, geb. 1960, Juristin, freie Autorin und Journalistin, fühlte sich, inspiriert durch eine kräuterkundige Großmutter, schon früh zu natürlichen Heilverfahren und Pflanzenkunde hingezogen. Ihre bevorzugten Themen sind die Tibetische Medizin, indianisches Heilwissen und Hildegard-Medizin. Mit diesen Themen befasst sie sich nunmehr seit über 30 Jahren. Sie schreibt auch Beiträge für Gesundheitsmagazine, betreut in der Zeitschrift der Österreichischen Tinnitus-Liga (www.oetl.at) eine „Alternative Seite“ und verfasst diverse Newsletter. Sie ist zudem Autorin von Lyrik und Kurzgeschichten in vielen Literaturzeitschriften und Anthologien sowie Essayistin. Sie lebt und arbeitet in der Steiermark/Österreich. Zu ihren Büchern siehe oben im Literaturverzeichnis.

„Alles versucht, einen Kreis zu bilden. Die Erde, die Sonne, der Mond, der Stamm eines Baumes und sogar etwas so Einfaches wie das Nest eines Vogels. Wir sind alle ein Teil dieses Kreises und es sieht ganz so aus, als würde sich auch unser Leben in einem Kreis bewegen und von Zeit zu Zeit kehren wir dorthin zurück, wo wir vorher schon gewesen sind – in einem Kreis – dem Kreis des Lebens.“

Joe Lucero Hobay / Carmen Kwasny

(Quelle: www.naaog.de)

„Es gibt Gott, den Großen Geist, wirklich, und unsere Gebete werden gehört, egal ob es fünf Minuten oder fünfzig Jahre dauert (…). Es ist ein Unterschied, ob man so etwas liest und glaubt oder aber tatsächlich erlebt. Die Alltagssorgen werden dadurch nicht kleiner, aber die meisten Fragen sind beantwortet, und die Angst vor dem Tod verschwindet.“ [52]

Stephan Götze

INDIAN FAREWELL

Indianischer Abschiedsgruß

"Until we meet again, may the Great Spirit send sunrise in your heart. And may your mocassins make tracks in many snows yet to come ..."

"Bis wir uns wiedersehen, möge der Schöpfer Sonnenschein in dein Herz senden. Und mögen deine Mokassins noch im Schnee vieler Winter ihre Spuren hinterlassen ..."

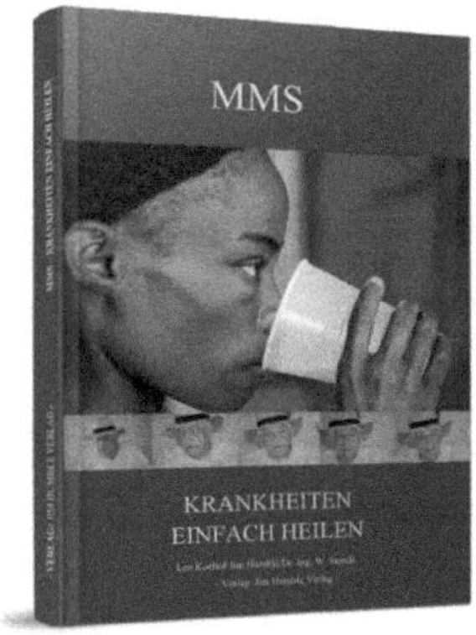

MMS – KRANKHEITEN EINFACH HEILEN

Das lang ersehnte MMS-Anwenderbuch.

Unser MMS-Bestseller: mehr als 20.000 verkaufte Exemplare innerhalb eines Jahres.

Nach der ersten Auflage von Jim Humbles Buch „MMS – Der Durchbruch“ im Jahre 2007 hat Jim Humble nicht still gesessen, sondern die Anleitungen von MMS weiterentwickelt. In diesem Buch, in dem Jim Humble als Co-Autor mit gearbeitet hat, finden Sie die neuesten Anleitungen und Anwendungsverfahren mit MMS, einfach und detailliert beschrieben und mit vielen Fotos illustriert.

Jim Humble sagt zu diesem Buch:

Leo Koehof, der Autor dieses Buches, hat viel Zeit mit mir in verschiedenen Ländern dieser Erde verbracht. Zunächst besuchte er mich für eine Woche in Malawi, Ostafrika, wo er Zeuge wurde, wie wir dort in einer Klinik viele Menschen mit MMS von Krankheiten wie HIV/AIDS und ihren vielen Begleiterkrankungen heilten. Obwohl er in Mozambique schon viele Menschen mit MMS behandelt hatte, besuchte er mich in der Dominikanischen Republik, um an meinem ersten Seminar über MMS teilzunehmen.

Obwohl MMS einfach in der Anwendung ist, ist dennoch ein solides Wissen notwendig, Leo hat in diesem Buch die verschiedenen Anwendungsbereiche und Anleitungen von MMS in einer einfachen aber präzisen Sprache verfasst, die auch für Laien verständlich ist ....

Jim Humble

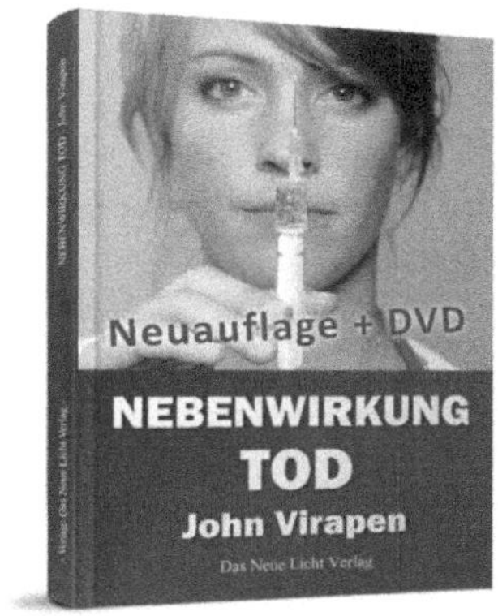

NEBENWIRKUNG TOD

John Virapen: Bestseller-Autor. Seine Bücher stehen für Wahrheit, Spannung, Sensation, Aufdeckung und Aufklärung.

Mit seiner Lebensgeschichte deckt ein Ex-Pharma-Manager die Scheinwissenschaft, Korruption, und Manipulation der Pharmaindustrie auf.

Wussten Sie beispielsweise, dass ...

- die Pharma-Industrie bis zu 35.000 Euro jährlich pro niedergelassenem Arzt ausgibt, um diesen dazu zu bringen, ihre Produkte zu verschreiben?
- sie Krankheiten erfindet, um ihren Absatzmarkt zu vergrößern?
- bereits die Medizinstudenten durch die Pharma-Industrie instruiert und gesponsert werden?
- zunehmend Kinder als Zielgruppe dazugezogen werden?

Das Buch „Nebenwirkung Tod“ ist in vielerlei Hinsicht eine wertvolle Dokumentation aus erster Hand eines Insiders, die nicht nur die wahren Hintergründe und Absichten einiger Mächtiger zeigt, sondern auch das, was sich hinter den Kulissen der Pharma-Industrie, dem Medizinwesen und der Politik wirklich abspielt.

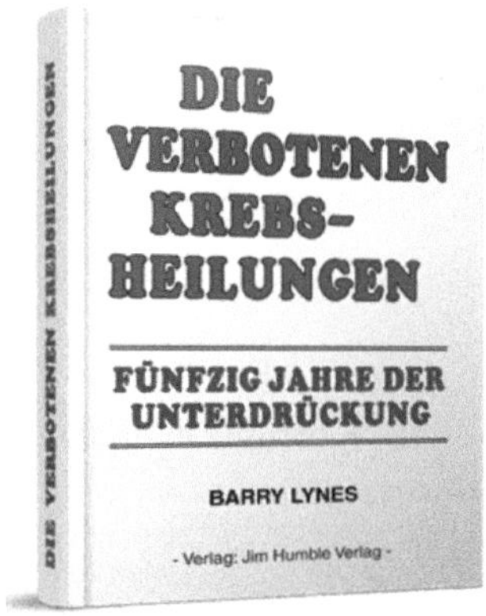

DIE VERBOTENEN KREBSHEILUNGEN

Die Entdeckung und die Unterdrückung einer erfolgreichen Krebskur!

„Ein faszinierender Bericht über ein engagiertes wissenschaftliches Genie, das eine Ursache und eine Heilung für den Krebs gefunden hat – und die Geschichte der mächtigen Männer, die versuchten, den Menschen und seine Arbeit zu vernichten.“

Dr. med. Alan Cantwell,

„Barry Lynes ist einer der wichtigsten Medizinjournalisten in unserem Land. Mit Unterstützung von John Crane, einem langjährigen Freund und Assistenten von Roy Rife, hat Barry ein Meisterwerk geschaffen … Die Ursache für Krebs und die Möglichkeit der Heilung waren bereits in den dreißiger Jahren bekannt. Dieses Geschenk an die Menschheit wurde all diese Jahre von den Mächtigen innerhalb der Medizin und der Pharmaindustrie unterdrückt. Wir sollten Barry dabei helfen, Rifes großartige Arbeit wieder in Erinnerung zu rufen.“

Dr. med. Roy Kupsinel,

„Ich halte dieses Buch für überragend – viel besser als alles, was wir Wissenschaftler schreiben könnten … Ich habe erst vor Kurzem vom Mikroskop von Rife erfahren ... Ich bin wirklich froh, dass es nicht ganz verloren ging. Wir sollten alles tun, was in unserer Macht steht, um diese Sache zu unterstützen. Ich bin dem Autor dieses Buches wahnsinnig dankbar.“

Dr. phil. Florence B. Seibert

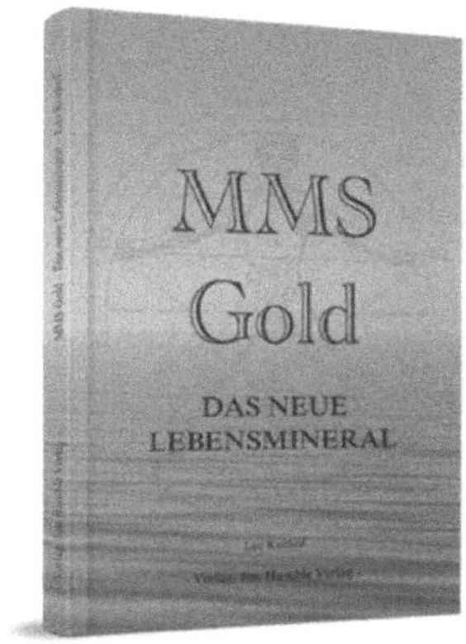

MMS GOLD

Das neue Lebensmineral

Anwendungsmöglichkeiten von MMS-Gold.

Die Supermineralien ergänzen den Körper mit allen wichtigen Mineralien und Spurenelementen, die für eine optimale Zellfunktion unentbehrlich sind. Unerwünschte Stoffe werden gebunden und eliminiert, wodurch das Gleichgewicht im Körper wieder hergestellt wird. Es reinigt das Wasser, bricht Mikrocluster auf und restrukturiert und optimiert das Wasser.

Fügen Sie einfach ein paar Tropfen in das Wasser, das Sie zum Kochen und zum Trinken verwenden. Es eliminiert Chlor, Fluor, pharmazeutische Rückstände, Chemie, Plastik, Lösungsmittel, Schwermetalle und Pathogene aus dem Wasser. Es gibt dem Körper das ganze Spektrum an Spurenelementen in flüssiger Form. MMS-Gold tötet Viren, schädliche Bakterien und Parasiten durch Oxidation und verhindert deren Verbreitung und Wachstum, auch im Körper. Es löst Ablagerungen (Kalzifizierung) aus Zellen, Drüsen, Organen und anderen Körpergeweben. Es erhöht die Sauerstoffzufuhr und fördert die Aufnahme und die Assimilation von Nährstoffen in den Zellen.

Es stimuliert die Zellaktivität. Es aktiviert Hormonfunktionen wie die Freisetzung von Glutathion und Super-Oxid-Dismutase. Es findet ein tief gehender Wasseraustausch bis auf zelluläre Ebenen statt. Eine Anreicherung von Spurenelementen verbessert enzymatische Funktionen im Körper.

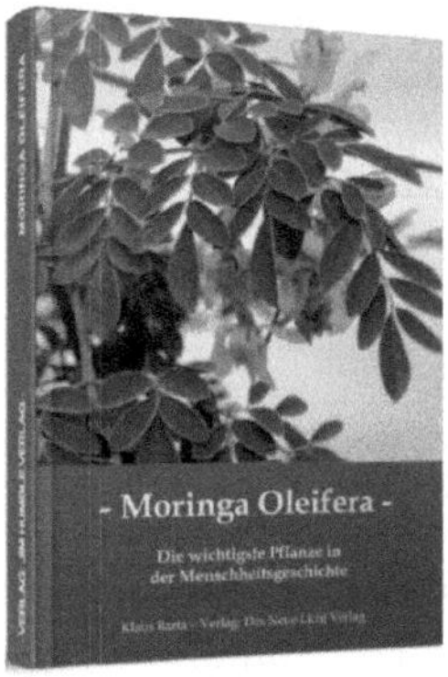

MORINGA OLEIFERA

Die wichtigste Pflanze in der Menschheitsgeschichte

Der Autor Claus Barta hat nach jahrelangen und akribischen Recherchen über Moringa Oleifera ein großartiges Sammelwerk über diesen Außergewöhnlichen „Wunderbaum“ zu Stande gebracht.

Dieses Buch hat als Sach-, Fach-, und Lehrbuch bei Ärzten, Heilpraktikern und Nahrungswissenschaftlern große Begeisterung und Faszination ausgelöst.

Durch die einfache und sorgfältige Art der Erläuterungen und die vielen schönen Fotoaufnahmen des Moringabaumes ist dieses Buch auch geeignet für Laien und all diejenigen, die sich aus Interesse gerne mit dem Thema Nahrung und Gesundheit befassen möchten.

Gab es im Jahre 2008 im Internet noch keine deutschsprachigen Informationen über Moringa Oleifera, so können Sie heute schon vieles über diese Pflanze finden. Immer wieder hören wir die gleiche Frage: „Warum habe ich nicht eher von Moringa gehört?“ Vielleicht ist für Sie der Name „Moringa“ auch noch ein Fremdwort. Unser Rat: Lesen Sie das Buch „Moringa Oleifera - Die wichtigste Pflanze in der Menschheitsgeschichte“, und lassen auch Sie sich von der wundervollen Heilkraft der Natur inspirieren.

Dank einiger engagierter Personen, wobei auch der Name von Prof. Dr. Klaus Becker nicht fehlen darf, konnte Moringa Oleifera in weniger als zwei Jahren bei einer großen Zahl von gesundheitsbewussten Menschen in Deutschland bekannt werden.

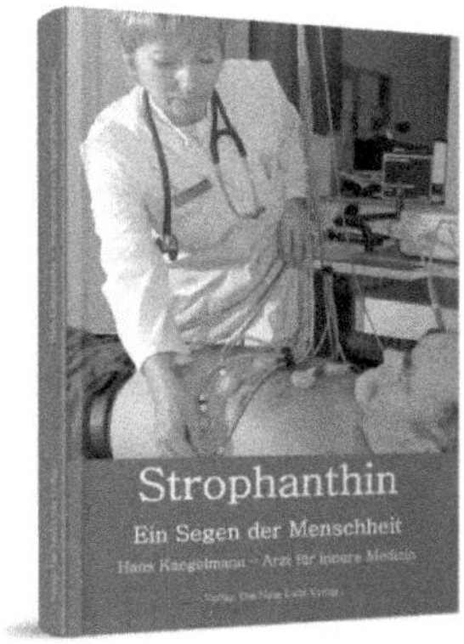

STROPHANTHIN

Ein Segen der Menschheit

Der Arzt Hans Kaegelmann geht mit den Strophanthin-Gegnern hart ins Gericht.

Seiner Meinung nach sind mit der präventiven peroralen Medikation von Strophanthin fast alle so genannten Herzreinfarkte und Angina-Pectoris-Beschwerden vermeidbar.

Doch leider wurde, wie viele andere natürliche Heilmittel, auch dieses hochwirksame natürliche Medikament durch wirtschaftliche Interessen der Pharmaindustrie stillschweigend vom Markt verdrängt. Das Ergebnis ist, dass seitdem weltweit viele Menschen in einer Größenordnung unvorstellbaren Ausmaßes qualvoll und unnötig an Herzkrankheiten leiden und am Herzinfarkt sterben. Auch heute noch können viele Ärzte und Tausende Patienten die segensreiche Wirkung von Strophanthin bestätigen.

Die durch die Weltgesundheitsorganisation (WHO) statistisch belegte Pandemie der Herzinfarkte und übrigen Herzkrankheiten wird somit künstlich am Leben gehalten und könnte, laut Aussage des Arztes und Wissenschaftlers Hans Kaegelmann, bei der richtigen Anwendung von Strophanthin in kurzer Zeit beendet sein.

In diesem Buch informiert Hans Kaegelmann auf eine für jeden Betroffenen leicht verständliche Art und Weise, was er tun kann um sein unnötiges Leiden zu beenden.